高 等 医 学 院 校 教 材

循证医学基础

黄 鹏　奉水东　主编

化学工业出版社

·北京·

本书分两篇。上篇为理论篇，主要介绍循证医学的相关理论和方法；下篇为应用篇，主要介绍循证医学理论和方法的具体应用。全书以循证思维为主线，突出"三基"，强调知识的关联性、能力的渐进性和素材的实用性，各章另设"课外拓展"以满足学生延伸阅读和实践训练所需。本书不仅适合本科生使用，也适合其他医务工作者短期课程培训所用。

图书在版编目（CIP）数据

循证医学基础/黄鹏，奉水东主编. —北京：化学工业出版社，2016.7（2023.1重印）

ISBN 978-7-122-27005-4

Ⅰ.①循⋯　Ⅱ.①黄⋯②奉⋯　Ⅲ.①临床医学-教材

Ⅳ.①R4

中国版本图书馆 CIP 数据核字（2016）第 095432 号

责任编辑：邱飞婵　　　　　　　　　　文字编辑：何　芳
责任校对：边　涛　　　　　　　　　　装帧设计：关　飞

出版发行：化学工业出版社（北京市东城区青年湖南街 13 号　邮政编码 100011）
印　　装：天津盛通数码科技有限公司
787mm×1092mm　1/16　印张 13½　字数 292 千字　2023 年 1 月北京第 1 版第 6 次印刷

购书咨询：010-64518888　　　　　　售后服务：010-64518899
网　址：http://www.cip.com.cn
凡购买本书，如有缺损质量问题，本社销售中心负责调换。

定　　价：35.00 元

编写人员名单

主　编　黄　鹏　奉水东

副主编　曾高峰　王海清　陈晓凡

编　者　（以姓氏笔画为序）

王　莉（南昌大学公共卫生学院）

王小中（南昌大学第二附属医院）

王海清（宜春学院医学院）

刘伟新（南昌大学公共卫生学院）

李凤华（南华大学公共卫生学院）

陈晓凡（江西中医药大学循证医学研究中心）

奉水东（南华大学公共卫生学院）

姜红英（南昌大学公共卫生学院）

聂鹤云（江西中医药大学循证医学研究中心）

黄　鹏（南昌大学公共卫生学院）

章志红（南昌大学抚州医学院）

曾高峰（南华大学附属第二医院）

秘　书　毛绍菊　唐寒梅　傅燕艳

前　言

毋庸置疑，我们正身处循证医学时代。

或许连"循证"这一术语的提出者 David Eddy 都没有想到，循证医学在今天会对医学的进步与发展带来如此巨大的触动和作用。而这一切都源于循证医学最基本的内涵：遵循现有最好的证据去进行医学决策。

医学服务于人，并通过解决健康相关问题来实现对人的关怀和照顾，因此医学决策无时不在，例如对某一病患该不该治疗？如何治疗？通过什么来判断治疗的效果？从这个意义上讲，证据是疾病的敌人。然而，由于医学科学的不确定性和高风险性，我们又常常发现，回答"利用什么证据"、"如何利用证据"、"用到什么尺度"这类问题是何其不易。从这个意义上讲，循证又是一门艺术。

循证医学离不开证据的生产和使用。证据来源于科学研究，又继续在科学研究的过程中得到不断完善和发展。科学就是有组织的怀疑，既怀疑我们已做过的，也怀疑我们正准备做的。毕竟，即便是已知的东西，也有可能是不正确的，更何况，我们多数时候甚至不知道某些不正确究竟是来自我们自身的不足还是医学本身的局限。值得庆幸的是，循证医学正在帮助我们完善怀疑的能力和技巧，努力生产出高质量的证据；同时又不忘对证据进行及时的总结和概括，并通过互联网方便地传播和呈现，热情满足我们对证据的需求和使用。

当然，循证医学也是一门年轻的学科。

2001 年，王家良主编的国内第一本循证医学教材出版。2008 年，我校在本科生中首次开设循证医学课程，2009 和 2010 年又分别将该课程纳入硕士生和博士生的课程体系。循证医学的学习需要一定的知识积累，尤其是临床基础、文献检索、流行病学、医学统计学等重要课程的配合。国内现有教材虽数量不少、各具特色，但也有不同的视角和侧重。根据已有的教学经验和来自学生的反馈，我们深切感受到，针对本科生的教育，在学时普遍不多的情况下，应突出"入门"和"恰当的提高"，即在循证思维和理念上的"入门"，在循证医学技术上的"恰当的提高"。基于这种考虑，我们将本书书名定为《循证医学基础》。

身处循证医学时代，我们每个人都在证据的"生产—使用—总结—再生产—再使用—再总结"这一循环往复的过程中扮演不同的角色。循证医学因为解决问题而存在，又随着新问题的出现而不断发展。为了尽可能做出精品，本书全体编者秉持一份责任和对科学的敬畏，精心安排内容，认真组织素材。在此书中，我们也许仍然无法解释某些问题，而且还可能会引入新的问题，但我们始终以"怀疑和批判"的态度去总结已知，以"科学和谨慎"的态度去介绍未知。

本书分两篇。上篇为理论篇，主要介绍循证医学的相关理论和方法；下篇为应用篇，主要介绍循证医学理论和方法的具体应用。全书以循证思维为主线，突出"三基"，强调知识的关联性、能力的渐进性和素材的实用性，上篇各章另设"课外拓展"以满足学生延伸阅读和实践训练所需。因此，该书不仅适合本科生使用，也适合其他医务工作者短期课程培训所用。

我们由衷希望此书能让读者感兴趣、有收获、留余味，当然也更期待读者和其他同行多提宝贵意见，以帮助该书进一步丰富和完善。毕竟，从循证医学的角度来看，证据也正是在不断的循环往复中得到改进和升华。

衷心感谢为本书编写和出版提供支持与帮助的有关单位、机构和个人。

南昌大学公共卫生学院　黄鹏
2016 年 2 月

本教材获得南昌大学教材出版资助

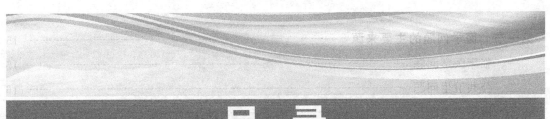

目 录

上篇 理 论 篇

下篇 应用篇

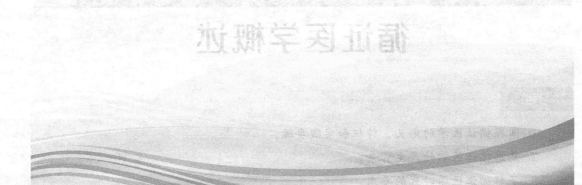

上 篇

理 论 篇

第一章
循证医学概述

毋庸置疑，我们正身处循证医学（evidence-based medicine，EBM）时代。自20世纪90年代以来，循证医学已成为医学界最炙手可热的话题之一。或许连"循证"这一术语的提出者David Eddy都没有想到，循证医学在今天会对医学的进步与发展带来如此巨大的触动和作用，西方媒体称之为"一项震荡世界的构想"、"一场发生在医学实践里的革命"。而这一切都源于循证医学最基本的内涵：遵循当前所能获得的最佳研究证据去进行医学决策。

第一节
循证医学的产生背景

循证医学的产生不是偶然的，是在流行病学的发展、医疗卫生保健的新特点、信息技术的支持与配合等因素的共同作用下而形成的。了解循证医学的产生背景，将加深对循证医学定义和循证思维的认识。

一、流行病学的发展

直到20世纪初，人类的平均寿命一直徘徊在30～40岁，引起人类患病和死亡的主要疾病是传染性疾病。在14世纪中期的鼠疫大流行中，30%～60%的欧洲人口因此丧生；20世纪初的西班牙型世界流感大流行导致近亿人口死亡。可以说，自有人类以来，与传染病的斗争一直是人类医学发展的主线。因此，探索传染病发生、传播和流行的因素是人类对疾病病因认识的开始，也是人类能够针对病因采取措施预防和控制疾病的开端。早期的流行病学围绕探索传染病的流行原因，一方面关注人体外部因素对健康的影响，另一方面关注对不同特征人群进行比较，从而形成了区别于临床医学和基础医学的重要特征。最经典的案例莫过于1853年Snow对伦敦宽街霍乱爆发的调查。Snow怀疑霍乱流行可能与饮用水有关，因此比较了伦敦市中心不同水井周围居民的霍乱死亡人数，发现宽街水井附近的居民死亡人数远远高于其他水井区域，从而提出了饮水可能与霍乱爆发有关的假设。基于这个假设，Snow建议市政府取走宽街水井取水的把手，从而有效控制了宽街霍乱的流行，进一步确认了饮水传播霍乱的可能。流行病学（epidemiology）从群体的角度研究病因，使得群体的思想至今都是预防医学和公共卫生的核心思想。然而，随着细菌的发现，医学开始关注传染病的病原体，并向人体内部的微观世界寻找疾病的原因。微观研究的巨大成功很大程度上分散了人们对人群流行病学研究的兴趣，推迟了它在其他医学领域的应用，在一定程度上割裂了临床和预防的联系。

1828年，法国医生Louis用对照比较的方法，证明放血疗法治疗肺炎反而会增加死亡的风险，但直到1923年，美国权威临床教科书仍然推荐放血疗法为治疗肺炎和心脏衰竭等疾病的常规治疗。原因是显而易见的，一方面被奉为灵丹妙药的放血疗法用了几百年，仅Louis一项研究的结果还不足以否定它；另一方面人们也无法肯定Louis所获结果究竟是放血疗法的作用还是其他因素（如年龄和病情，流行病学中常称为混杂因素）的作用造成的。因此，尽管此后医学取得突飞猛进的发展，但始终没有找到满意地解决人群对照研究中组间比较的混杂问题的方法。

1948年，人类历史上第一个随机对照试验（randomized controlled trial，RCT）"链霉素治疗肺结核"诞生，该研究用美丽而简单的随机分组这一方式，彻底解决了临床研究中组间可比性的问题。很快，RCT这种研究设计被广为接受，并奉为评估医学干预疗效的金标准。以RCT这一研究方法为重要代表，临床流行病学（clinical epidemiology）在20世纪后期异军突起，对流行病学的发展和循证医学的产生发挥了巨大的作用。RCT的巨大成功，从另一个角度也诠释了临床研究中的群体特征，即通过对多个个体的重复观察和测量，获得关于某个群体的平均结果，并在不同群体间进行比较。与公共卫生领域的"群体"不同之处在于，临床医学将来自群体研究的结果用于个体患者，而公共卫生则将其用于群体。更进一步延伸，基础研究的对象其实也是群体，只不过是"一群"细胞、分子或动物。

20世纪70年代，RCT已被各个临床学科用来评估干预措施的效果，同时积累了大量的高质量研究结果。然而，这些研究结果多数仅在研究者之间流转和徘徊，似乎与医学实践无关、与决策者无关、与患者无关，导致无效的措施仍然在继续使用、有效的措施继续被埋没。基于此，英国流行病学家Archie Cochrane指出，医学界应重视随机对照试验产生的研究结果，并系统总结和传播这些证据，使其用于指导医学实践，提高医疗卫生服务的质量和效率。这一大胆且具有远见卓识的建议，迅速得到回应。Iain Chalmers以产科为试点，开始收集和总结产科正在使用的各种方法及其临床效果的研究证据。经过 14 年的努力，该研究于 1989 年完成，结果发现正在产科使用的 226 种措施中，50% 没有随机对照试验的证据；在具有随机对照试验证据的措施中，40% 是有效的，60% 是无效的甚至是有害的。这个结果震惊了医学界。人们开始认识到，医学界必须系统地总结来自随机对照试验的科学证据，淘汰无效的措施，所有新的医学技术投入医学实践以前都必须经过严格的科学评估。至此，循证医学的思想萌芽开始形成。

二、医疗卫生保健的新特点

20 世纪后半叶，严重危害人类健康的疾病已从传染病和营养不良等单因性疾病转变为心脑血管及自身免疫性疾病等多因性疾病。这类疾病的病因多数尚不明确，其预防和治疗也常常缺乏特异性的措施，而且病程长，后果严重，疾病负担大，加之世界范围内的人口老龄化进程加快，使医学界面临前所未有的挑战。另外，随着医学模式（medical model）从"以疾病为中心"的传统生物医学模式向"以患者为中心"的现代生物-心理-社会医学模式转变，医疗服务的目的不再仅仅是解除病痛、维持生命，还包括恢复功能和提高生活质量。

伴随医学模式的转变，人们发现卫生资源的不足与不公和卫生需求之间的矛盾正在日益突出。根据 WHO 2000 年报，全球每年用于卫生研究的费用高达 500 亿～600 亿美元，其中 90% 用于发达国家解决 10% 人口的卫生问题，仅 10% 用于发展中国家却要解决全球 90% 人口的卫生问题，成为卫生资源不公平性最严峻的现实。截止到 2010 年，卫生总费用占 GDP 的比例全球均值为 7.2%，我国为 5.1%；人均卫生总费用全球均值为 1079.5 美元，我国仅为 242.2 美元。我国的卫生资源一方面供给绝对不足，另一方面分配又相对不均，80% 的资源主要分布在大城市，其中的 80% 又主要分布在大医院。根据 2000 年 WHO 对全球 191 个成员国卫生总绩效的排序，中国总体排名第 144 位，其中公平性排序为 188 位，仅领先 3 个国家。2005 年联合国公布医疗公平性全球排名，中国位列 193 个国家中的 189 名。

显然，如何充分利用现有卫生资源，提高卫生服务水平和质量，是卫生主管部门和医疗卫生工作者面临的巨大挑战。例如，卫生资源应该优先配置给哪些疾病？基本药物目录应该纳入哪些药物才能满足人民群众的基本卫生需求？回答这些问题，离不开证据的指导和帮助。即便是患者和公众，也需要证据来告诉他们，什么措施是最有效的？最安全的？最经济的？

三、信息技术的支持与配合

20 世纪后期兴起的现代科技革命，使电子计算机技术、信息通信技术、数据处理技术和互联网技术得到空前的发展。与此同时，随着统计学方法的不断进步，医学研究的质量也得到大幅提高。这些巨大的成就，一方面促进了医学信息与证据的产生和应用，另一方面加快了医学信息与证据的传播和更新。可以说，我们当前所处的世界，是一个科学证据不断丰富、信息高度共享、传播便捷迅速的世界。

尤其值得一提的是，正是基于互联网和数据库技术，Cochrane 协作网（The Cochrane Collaboration）正在以科学的精神和专业的水准，为全世界提供高质量的医学证据。其成功经验带来一个重要的启示，即文献的检索、收集、评估、整理和传播的工作完全可以由独立的研究和服务机构以集体的方式来完成，而医生和决策者应该把注意力放在如何正确理解和利用证据去制定决策上。这一成功做法，显然可为医生和决策者带来时间上的更大主动权。

1981 年，David Sackett 等发表系列指导临床医生怎样阅读临床杂志的文章，提出严格评价（critical appraisal）的方法学。1990 年，JAMA 开辟"临床决策——从理论到实践"专栏，邀请 David Eddy 撰写临床决策系列文章展开讨论。David Eddy 在"Practice policies：where do they come from?"一文中首次提出"evidence-based"一词，并指出"医疗决策要以证据为基础，且要对相关证据进行甄别、描述和分析"。同年，Gordon Guyatt 在 David Sackett 指导下，将经严格评价后的文献知识用于帮助住院医生做出临床决策（clinical decision），产生了有别于传统临床决策模式的新模式，需要一个贴切的术语来描述其特点。他首先选用"scientific medicine"，因易被误解为过去的医学不科学，而换用"evidence-based medicine"一词。该词首先于 1990 年出现在 McMaster 大学非正式的住院医师培训教材中，1991 年正式发表在美国内科医师学会杂志俱乐部（American College of Physicians Journal Club，ACP Journal Club）上，并沿用至今。1992 年 McMaster 大学的 Gordon Guyatt、Brian Haynes、David Sackett 等人联合美国的一些医生成立了循证医学工作组，并在 JAMA 杂志上发表了标志循证医学正式诞生的宣言文章《循证医学：医学实践教学新模式》。

第二节
循证医学的定义及特征

《循证医学：医学实践教学新模式》指出，由于医学科学的迅猛发展，医生应不断地直接从科学研究中学习新知识，要做到这一点，医生首先必须掌握检索、阅读、理解和应用研究报告的能力。可见，循证医学的早期倡导者更多地是呼吁临床医生综合能力的培养和提高，而且特别强调"有组织的、严谨的科学研究及其结果"才是解决问题的可靠方法。然而，证据只是决策时必须考虑的重要因素之一，有了证据，只不过为行动明确了方向，但是有多少资源可供使用和支配？群体或个体的价值取向如何？这些问题如果得不到回答，将大大制约证据的使用和效果。例如，某治疗措施已被证明其有效性和安全性，但是患者是否能够负担得起？是否认为有必要去负担？接受了该措施后，是否一定会出现预期的效果？

一、循证医学的定义

1996 年，牛津大学循证医学中心首任主任 David Sackett 教授和牛津大学卫生科学研究院院长 Muir Gray 爵士通过英国医学杂志（British Medical Journal，BMJ）对循证医学作出了如下定义："慎重、准确、明智地应用当前所能获得的最佳研究证据来确定患者的治疗措施。"随着实践的不断深入，此定义被修正为："循证医学是最佳研究证据、临床经验与患者独特价值观和个体情况的结合"。该定义是迄今为止流传最广、影响最大的对循证医学的诠释。

"最佳研究证据"是指有效的、与主题相关的研究证据。"最佳"是一个相对概念，体现在对证据进行比较和质量评价后，证据应达到的质量相对"最高"的要求；"临床经验"是指医生在临床实践中获得并积累的认知和技能。"患者的价值观"是指不同的患者对有关其疾病治疗方式的选择、关注和期望；"患者的个体情况"是指不同的患者所具有的临床背景和特征。

透过上述定义不难看出，循证医学强调将"最佳研究证据"、"临床经验"和"患者的价值观和个体情况"三者完美结合，并在特定条件下进行医学实践。其核心思想是：医疗决策应尽量以客观证据为依据。例如，医生制定医疗方案，政府机构制定卫生政策，都应参考当前可得的最佳证据来进行。简而言之，循证医学就是关于如何遵循证据进行医学实践的学问。更准确地说，循证医学是基于最佳研究证据，兼顾现有资源及人们的需要和价值取向，进行医学实践的科学。

二、循证医学的特征

"循证"这一思想也许并无新意，因为过去的医学实践也是基于证据的，只不过限于当时医学科学的发展水平和信息传播技术的制约，过去的证据可能不像今天这么真实可靠和方便易得。因此，目前大多数学者认为，循证医学更多的是倡导一种思维或理念，即遵循证据进行医学实践应该成为一种有意识、有组织、有系统的行为方式。结合循证医学的定义，循证医学的特征应体现在以下几个方面。

(一) 循证是思维，也是过程

首先，"循证"是一种思维。它提醒我们，在作出任何一个决策之前，应看看有无直接服务于该决策的高质量证据，而不是仅凭经验或个人偏好。其次，"循证"也是一个过程。证据（evidence）并非就在手边可信手拈来，需要去查找、评价、比较、应用和总结。

(二) 重视证据的生产、传播和应用

循证医学意义上的证据是指那些需要科学研究才能获得的知识和信息。循证医学就是遵循证据进行医学决策的科学。显然，没有证据也就没有循证医学存在的必要。因此，针对某一具体医学问题，及时生产出高质量的证据，快速传播给应用者，最终有效应用于医学工作实际，是循证医学的核心与主线。

1. 证据的生产

循证医学认为，证据应通过严谨的科学研究过程获得，研究结果应保证科学性和真实性，能够接受时间和实践的检验。循证医学并不否认经验在某种程度上也是证据（当高质量的研究证据不存在时，经验可能是唯一可依赖的、现有最好的证据），但由于经验更多的是依靠直觉和推理获得的一种认识，在获得恰当的评估之前，其作用应谨慎对待。另外，由于伦理学的要求和研究对象的个体差异，医学科学研究在实施时容易受到各种因素（例如混杂因素）的影响，导致研究结果常常"蒙上灰尘"，难免存在不足或缺陷。即便是随机对照试验，也常常面临研究对象失访、测量不当等引起的结果偏倚（bias）。

证据可以是定量的，也可以是定性的。值得注意的是，近年来高质量的定性证据正在管理决策方面发挥着越来越重要的作用。不过，相对于定量研究方法，定性研究方法由于更多采用主观的研究指标，在收集信息方面会存在更多的缺陷，使结果发生更多的偏倚。因此，在使用定性研究证据时，我们应持更谨慎的态度。

2. 证据的传播

如前所述，证据生产出来以后，必须进行传播才能被用户知晓和提取。在信息时代，证据的传播似乎并不是一个问题，尤其是专业数据库的出现，使用户对证据的检索与利用达到了前所未有的方便和及时。而且，由于学科的高度分化和用户的角色不一，证据常常被分类，如原始证据、二次证据、临床证据、护理证据、公共卫生证据、卫生管理证据等，使之可用于不同的目的或领域。与此相适应的是，近年来被广泛认可的"证据质量和推荐强度评级系统（Grading of Recommendations Assessment, Development and Evaluation, GRADE）"，通过科学和规范的方法与步骤，将二次证据分为"高、中、低、极低"四级，为用户的选择和使用提供了重要的参考依据。

临床医生进行循证实践，并不一定要自己亲自收集、整理和评估证据，而是可以直接使用经过专业机构收集、整理和评估的现成证据。前述的 Cochrane 协作网以及世界优秀的一些循证医学资源提供机构如临床证据（Clinical Evidence）、ACP 杂志俱乐部等，正是通过有意识、有组织、有系统的行为，围绕某些重要的临床问题，收集、评估和总结全世界当前已有的相关证据，并以简单易懂的语言进行归纳和陈述，通过互联网和专业数据库传播给有需要的用户。

此外，得益于信息技术的高度发达，今天任何一项科学研究结果都能及时呈现在公众面前，接受任何人的品头论足并进行广泛的交流和争鸣，为减少虚假的、低质量的证据进入医学实践提供了强有力的网络支持，也为净化学术环境、打击学术造假行为营造了良好的氛围。

3. 证据的应用

证据存在的意义就在于其能得到恰当的应用。只有通过应用，才能判断证据的效果和不足，才能进行后续的总结和完善。

循证医学承认，当前的"最佳研究证据"也有可能在将来被发现是不可靠的。言下之意是，科学发现是相对的，永远存在不确定性。因此，循证医学始终强调需用怀疑和批判的眼光去对待科学研究和科学发现。尽管随着科研方法学的不断发展和完善，我们的确有了更多的办法和选择去生产高质量的证据，但必须始终清醒地认识到，由于我们对医学科学认识的局限性始终存在，证据必须在"生产—应用—反馈—再生产—再应用—再反馈"的不断循环往复的过程中才能得到完善和发展。

另外，当前最佳的研究证据能否得到应用取决于很多影响因素。例如，由于证据必须通过文献的形式展示和传播，因此，假设某证据是以非英文发表，我们是否能够保证顺利找到？找到该证据，医务人员是否能够掌握该证据的使用能力与技巧？医务人员即使能够熟练应用该证据，患者是否愿意接受并予以配合？

再者，医学证据多数情况下是通过对群体进行科学研究而获得的平均结果，由于个体差异的存在，平均结果有可能并不适用于某个具体的病患。例如，某新药与某传统药物进行比较，即便有真实可靠的结果提示新药效果更优，但真正用于某个具体的病人时，也许并不能获得预期的效果。

(三) 强调科学决策

医学决策，要么着眼于微观（个体层面），要么着眼于宏观（群体层面）。微观决策，指的是针对具体病患个体的决策，例如，对患者应该采取哪种诊断措施或治疗方案、剂量如何等。宏观决策指的是针对群体的循证决策，例如，新药审批、医疗卫生技术准入、基本药物目录制定等活动都属于宏观决策的范畴。无论哪个层面的决策，都必须强调最佳证据、现有资源（决策者及其水平、物质或环境支持等）和价值取向（个体或群体的价值取向）三者的统一。因此，最佳证据、现有资源和价值取向也常常被称为医学决策的三要素。

科学的决策应是基于最佳证据、现有资源、价值取向并进行兼顾与平衡的决策。兼顾，是因为三者缺一不可；平衡，是因为在某些情况下三者的重要程度或影响程度可能不同。例如，针对"某个高血压病患者该选择什么药物进行治疗"这一个体问题，医生在获得最佳证据后，在充分掌握该药物的使用方法和适应证后，可能只需获得患者的理解、支持与配合，就能顺利完成这一微观决策。然而，要对"所有的轻度高血压病患者是否应该通过服药控制血压"这一群体问题进行决策，可能就没那么容易了。因为，即使有证据认为服药有利于控制血压，我们仍应思考：不服药的后果到底有多严重？患者如何看待治疗的总体价值？国家和社会是否有足够的应对资源？毕竟，让所有的轻度高血压病患者服药，不仅可能带来药物造成的副作用，还会增加个体、家庭和社会的经济负担，同时占用应对其他更重要疾病的资源。

不难看出，群体决策由于需权衡的因素更多，且决策的结果影响面更广，因此决策的难度更大。有时，最佳证据常常会在科学决策面前让步。例如，有关吸烟对健康危害的证据多如牛毛，禁烟显然是一劳永逸的科学决策。然而，由于烟草涉及税收、就业等重大问题，禁烟这一决策常常难以落实。

当然，最佳的研究证据并不经常存在。在没有证据的情况下，决策只能依靠经验来进行。经验也许是不可靠的，但在复杂多变的临床环境下，临床经验有时可能是当时唯一的、最好的证据。

第三节
实践循证医学的基本步骤

作为循证医学实践者，无外乎两个角色：一个是证据的生产者，另一个是证据的使用者。无论哪个角色，在循证实践过程中均应遵循以下基本步骤，只不过角色不同，其目标和过程会有一些差别。现以证据的使用者为例，以解决临床问题为目标，介绍实践循证医学的基本步骤。

一、提出明确的问题

临床问题的类型是多种多样的，例如疾病的诊断、治疗、预防、预后、病因等方面的问题。临床问题的复杂程度和轻重缓急也是不同的，有些是严重的、急需处理的，有些是轻微的、可以暂缓安排的。无论什么类型的问题，在拟通过循证手段解决之前，都需要事先进行提炼和概括。一个好的问题，应是有可能得到解决的问题、深思熟虑的问题、优先需要解决的问题，通过对问题结构化，最终形成一个"可回答"的问题，从而为证据的查找做好准备。

二、检索可能回答问题的证据

通过问题的提出，可以获得重要的关键词信息，以便建立科学合理的检索策略。然后基于问题的类型，选择恰当的数据库，特别是选择经过专家筛选、根据证据的科学性和重要性建立的循证医学网上信息资源。为省时省力高效回答提出的临床问题，应优先选择已经被专家总结和概括好的二次证据，如临床证据（clinical evidence）。

三、严格评价获得的相关证据

证据不仅良莠不齐（如研究设计缺陷或刻意造假），而且还有级别之分（如 GRADE 给出的分级结果）。在检索到与问题相关的证据之后，根据问题的类型、证据的类型（原始证据或二次证据），结合证据研究设计的类型，从证据的真实性、重要性及适用性三个方面严格评价证据的总体质量。

四、应用证据进行临床实践

经过严格评价后，将真实可靠并有临床应用价值的当前最佳证据筛选出来，同时结合患者自身的病情特点、价值观和所处的医疗环境指导临床决策。医生如能与患者达成一致，形成默契，意味着该证据能够得以实施，并获得患者的支持与配合。

五、评价循证实践的结果

完成上述四个步骤后，跟踪评价应用当前最佳证据解决问题的具体效果。若效果明确，患者反映良好，提示证据吻合，可进行总结并待日后推广；反之，应积极查找原因，并围绕原因进行新的循证实践或新的循证研究，如此循环往复以不断去伪存真，止于至善。

第四节

循证医学的发展态势

循证医学的兴起不但引起了全球医学界的共鸣，也引起了各国政府部门的高度重视。许多国家都在人力、财力、物力和政策上关心和支持循证医学组织机构建设和工作的发展。自从 1992 年英国 Cochrane 中心注册成立以及国际 Cochrane 协作网成立以来，欧洲和北美洲相继成立了协作网之下的 Cochrane 中心，1995 年初澳洲政府的国家医疗卫生研究委员会出资在阿德莱大学和南澳弗林德大学共同成立了澳大利亚 Cochrane 中心。尔后，巴西、加拿大、荷兰、法国、意大利、西班牙、德国、挪威、南非、美国等国亦相继成立了 Cochrane 中心和协作网。至今，全世界已经有 15 个 Cochrane 中心，约 50 个专业协作网，约 100 多个协作组织分布在 20 多个国家中。EBM 的 Cochrane 协作网成立以来，已在国际合作和交流中获得了广阔的发展空间，全球有 60 多个国家、5000 多名协作者共同参与这项工作，已发表大量全文系统评价和研究方案，内容几乎涵盖了医学领域的各个方面。循证医学的理论体系、技术体系已逐渐形成，其实践应用更是随着国际 Cochrane 协作网的建设和信息网络技术的突飞猛进而不断完善。

循证医学在中国虽然起步较晚，但近几年来由于各级政府的高度重视和支持，亦得到了较快的发展，我国自 1996 年开始启动筹建中国 Cochrane 中心，1997 年 7 月卫生部批准成立中国循证医学／Cochrane 中心，1999 年 3 月正式注册成为国际 Cochrane 协作网的第 13 个成员国之一，也是中国和亚洲的第一个中心。作为国际 Cochrane 协作网的成员之一和中国与国际协作网的唯一接口，中心的主要任务是：①建立中国循证医学临床试验资料库，为中国和世界各国提供中国的临床研究信息；②开展系统评价、随机对照试验、卫生技术评估及循证医学有关的方法学研究，为临床实践和政府的卫生决策提供可靠依据；③提供循证医学方法与技术培训，传播循证医学学术思想，推动循证医学在中国的发展。

近年来中国循证医学中心进行了系统的循证医学研究、培训和传播普及工作。目前在北京、广州等地建立了地区性循证医学中心，2001年10月成立中国循证医学香港分中心。中国循证医学中心集国外多个循证医学相关机构的功能为一体，正在继续进行循证医学系统研究、教学和医疗实践。通过该中心的网址 http：//www.chinacochrane.org 可连接到世界各地 Cochrane 中心并获取 Cochrane 协作网的循证医学信息。

我国循证医学的发展虽然在短期内取得了令国内外瞩目的成绩，循证医学思想已在我国临床医学界广为接受，但尚处于初级阶段，与发达国家相比还有较大差距，主要表现在：能使用的较高质量的研究证据多来自国外，国内研究证据质量普遍不高，难以满足临床和政府决策的需要；能进行高质量研究的技术人才缺乏；保证开展高质量的临床研究的资源缺乏，且有限的研究资源投入分散，不利于重点突破；国内虽有一些地区性的循证医学机构，但缺乏整体协调、各自为政，造成低效的重复性工作；国内外最新研究信息和研究证据尚难快速到达使用者。

近几年来，循证医学的研究进展愈益加快，从临床医学的一些专业逐步引申到了预防医学、药品研究开发和评价、卫生经济学、医学教育、卫生技术评估、卫生管理和文献信息资源检索、分析、评价以及政府对有关法律法规的决策制定等各个领域，成为当今医学发展的一个新的制高点，大有全方位铺开之势。其发展方向主要有以下五个方面：①事先获取足够的循证资源以保证有效地循证实践；②制定循证指南；③确保循证实践；④探索最佳途径，确保临床决策符合患者价值观和偏好；⑤在卫生政策领域引入循证原则。这几个方面既是循证医学面临的挑战，又是其发展的必然趋势。随着系统评价方法学的发展和 Cochrane 协作网的日臻成熟和完善，EBM 研究将会有更广泛的应用前景，并将走进医学科学发展和创新的新时代。

第五节
循证医学时代的要求

医学服务于人，并通过解决健康相关问题来实现对人的关怀和照顾，从这个意义上讲，证据是疾病的敌人。然而，由于医学问题的不确定性和高风险性，我们又常常发现，回答"利用什么证据"、"如何利用证据"、"用到什么尺度"这类问题是何其不易。从这个意义上讲，循证又是一门艺术。

一、对决策者的要求

决策者是实践循证医学的主体，其素质直接决定了决策的质量。决策者必须不断地从科学研究中学习新的知识，并掌握信息收集、证据评价以及决策分析等方面的知识和技能。如此，才能根据具体问题，快速找到相关文献，正确评价其质量、结果和适用性，用于指导解决具体的卫生问题。新的医学模式下，决策者应基本具备的素质包括：①本领域的专业知识与技能；②文献检索、流行病学、统计学、卫生经济学、决策分析等学科的知识与技能；③辩证及批判性思维；④沟通与交流能力，尤其是一定的外语水平。

二、对证据生产与应用的要求

高质量的医学证据是实践循证医学的物质基础。全球范围已有实践经验表明，在愿意实践循证医学的人中，95％以上是证据的应用者，不到5％的人能胜任生产证据的工作。因此，医疗卫生系统必须具备促进证据产生的机制，在国家或地区重大医疗卫生问题上，有导向地投入足够的研究资源，及时生产有用的证据，使决策时有据可依，有证可循。近年来，中国循证医学中心主导推动的临床试验注册，为规范临床研究，提高研究质量，生产高质量的本土证据做出了积极贡献。

为了促进证据的应用，从国家层面来看，主管部门需高度重视，主动参与，宏观指导，政策支持。一方面，加强循证医学的培训宣传，建立促进证据传播和利用的机制，制定激励与监督证据使用的制度等；另一方面，协调国内有关组织或机构，共享信息和资源，抓紧建立本土化的二次证据数据库。如此，才能使证据的生产和应用相得益彰、共同发展。

此外，证据的应用需要环境和硬件的支持。例如，要实现高质量的临床服务，必须有相应的信息辅助设施，如可及易用的循证电子资源、计算机辅助诊断及决策系统、可靠的计算机网络等。从我国目前情况看，对证据的可及性存在地域的差别。学术水平高、经济发展好的地区，相对基层医疗机构及用户而言，能更方便、更及时地获得现有最好的证据，从而进一步拉大学术和医疗水平的差距。

三、对医学教育的要求

循证医学要成为一种思维或理念，必须从医学生的学校教育开始。因此，如何更新教育理念、改革课程设置、加强教学研究，已成为当前循证医学教育的最具挑战性的工作。医学生的学历层次差别（本硕博）、临床经验的差别，提示在进行循证医学教育时应有不同的目标和要求、不同的教材、不同的课程设置以及不同的教学方法。

随着循证医学对医学各个领域的不断渗透和影响，医学教育作为一个整体如何去适应这种态势和变化，也引起了众多学者的关注。无论站在怎样的视角，把医学教育看成是一项终身的、周而复始的、循序渐进的、自我导向和自我完善的过程，是身处这个时代我们都应秉承的基本思想。

【结语】

科学就是有组织地怀疑，既怀疑我们已做过的，也怀疑我们正准备做的。毕竟，即便是已知的东西，也有可能是不正确的，更何况，我们多数时候甚至不知道某些不正确究竟是来自我们自身的不足还是医学本身的局限。值得庆幸的是，循证医学正在帮助我们完善怀疑的能力和技巧，努力生产出高质量的证据；同时又不忘对证据进行及时的总结和概括，并通过互联网方便地传播和呈现，满足我们对证据的需求和使用。

循证医学正在蓬勃发展，我们每个人都需紧跟这一潮流，努力不落后于这个时代。近年来，我国通过加大宣传、培训人员、健全组织、完善机构等措施，使循证医学的科学研究和教学工作开展得有声有色。尤其随着中国循证医学中心的成立、中国循证医学杂志的创刊，国内循证医学体系正在逐步形成，并为全世界循证医学的发展做出了积极的贡献。

在循证医学时代，我们当然应该义无反顾地去落实"使用当前最佳的证据进行医学决策"。但是，由于证据本身的特点、证据实施的主体与客体的特征、环境的配合与支持情况，我们仍应时刻牢记：不是什么问题都有高质量的证据；高质量的证据不一定都能得到应用；高质量的证据应用后不一定都能获得期望的结果。

◀ 课 外 拓 展 ▶

1. 延伸阅读

推荐阅读 BMJ 杂志 2014 年 1 月刊发的 "Evidence based medicine is broken（循证医学体系正走向崩溃）" 一文，结合其他学者的回应和评论，深化对循证医学的理解。

2. 实践训练

中医强调辨证施治，循证医学强调科学证据。循证医学的发展对中医是机遇，还是挑战？围绕这一问题，尝试去寻找证据进行判断。

（黄鹏）

参 考 文 献

[1] 唐金陵. 循证医学基础. 北京：北京大学医学出版社，2010.

[2] Muir Gray, Tang J L. 循证医学循证医疗卫生决策. 北京：北京大学医学出版社，2004.

[3] 王家良. 临床流行病学与循证医学. 第 4 版. 北京：人民卫生出版社，2013.

[4] 李幼平. 循证医学. 北京：人民卫生出版社，2014.

[5] Sackett D L, Rosenberg W M, Gray J A, et al. Evidence based medicine: what it is and what it isn't. BMJ, 1996, 312 (7023)：71-72.

[6] Guyatt G, Cairns J, Churchill D, et al. Evidence-Based Medicine: A New Approach to Teaching the Practice of Medi-

cine. JAMA, 1992, 268 (17): 2420-2425.

[7] Jin-Ling T, Sian G. Epidemiology, Evidence-Based Medicine, and Public Health. APJPH, 2009, 21 (3): 244-251.

[8] Naylor C D. Grey zones of clinical practice: some limits to evidence-based medicine. Lancet, 1995, 345 (8953):
     840-842.

[9] Lang E S, Wyer P C, Haynes R B. Knowledge translation: closing the evidence-to-practice gap. Ann Emerg Med,
     2007, 49 (3): 355-363.

[10] Haynes R B, Devereaux P J, Guyatt G H. Physicians' and Patients' Choices in Evidence-based Practice: Evidence
      does not make decisions, people do. BMJ, 2003, 324 (4): 1350-1350.

[11] Rosenberg W, Donald A. Evidence based medicine: An approach to clinical problem-solving. BMJ, 1995, 310
      (6987): 1122-1126.

[12] 吴泰相，刘关键．关于循证医学的问题与思考．中国循证医学杂志，2005 (8): 636-640.

[13] Jenicek M. Foundations of evidence-based medicine. New York: The Parthenon Publishing Group linc, 2005.

[14] Sackett D L. Evidence-based medicine: how to practice and teach EBM. 2nd edition. Edinburgh: Churchill
      Livingstone, 2000.

[15] Sharon E S, Richardson W S, Paul G, et al. Evidence based medicine: how to practice and teach EBM. 3rd edi-
      tion. New York: Elisevier/Churchill Livingstone, 2005.

第二章
医学问题及其研究方法

学习目的

1. 掌握医学问题的主要研究方法。
2. 掌握医学问题的构建。
3. 熟悉医学问题的主要来源。

第一节
医学问题的主要来源

循证医学因为问题而存在，同时也因为解决问题而不断完善和发展。发现问题、分析问题和解决问题是知识发展和创新的过程。在医学领域，常常会遭遇各种问题，例如，临床医学问题（如疾病的诊断、治疗、预防和预后）、公共卫生问题（如疾病的危险因素和群体干预），等等。问题既是医学科学研究的出发点，同时也是医学实践的终点。把问题弄清楚，是医学科学研究的任务；把科研结果用于去解决类似的问题，是医学实践的目的。因此，无论是证据的生产者还是使用者，都应首先学会判断医学问题的来源和类型。

一、临床医学问题

人类在与疾病作斗争中最早发展起来的是临床医学。临床医学是从个体水平去研究疾病的表现、诊断与治疗，其目的是帮助患者早日痊愈。因此，临床医学问题主要关注某一疾病的病因、诊断、治疗、预防、预后，以及不同治疗方法和措施可能造成的副作用（side effect）或不良反应（adverse drug reaction，ADR）。例如，患者常常会问医生，"我患的是什么病？"（关于诊断的问题）；"我为什么会这样？"（关于病因的问题）；"这个药对我有用吗？"（关于治疗或预防的问题）；"我还能活多久？"（关于预后的问题）。

临床医学问题常常来源于临床实践。形形色色的患者带着各自不同的病痛向临床医生寻求帮助的过程，其实就是向临床医生展示问题的过程。由于个体差异的始终存在，临床问题常常带有高度的不确定性和风险性。临床医生首先应随时准备承认自己对一个问题的答案的不肯定性及无知，否则就会对问题视而不见。尤其随着医学的不断进步和发展，我们也越来越认识到已有的知识和临床经验可能不足以回答和解决所有临床问题，而且针对现有问题的答案也并非永恒不变的真理。因此，临床医生应随时保持好奇心，善于在临床实践中去观察现象和发现问题。

二、公共卫生问题

公共卫生是以保障和促进公众健康为宗旨的公共事业，通过国家和社会共同努力，预防和控制疾病与伤残，改善与健康相关的自然和社会环境，提供基本医疗卫生服务，培养公众健康素养，创建人人享有健康的社会。就具体工作内容而言，公共卫生包括对重大传染性疾病［如结核、获得性免疫缺陷综合征（艾滋病）、SARS 等］和慢性非传染性疾病（恶性肿瘤、糖尿病、高血压病等）、意外伤害、精神及心理卫生等健康问题的预防和控制；对食品、药品、公共环境卫生的监督管制；对职业危害、不良健康行为的干预；相关的卫生宣传、健康教育、科学研究等。与临床实践以病人为中心不同，公共卫生领域的关注对象是人群和环境。既关注一般人群，也关注重点人群，如儿童、孕产妇和老年人等；既关注宏观环境问题（如公共卫生政策的制定），也关注微观环境问题（如基因易感性与个体化的行为干预）。

在实际工作中，多数公共卫生问题仍主要关注常见病和多发病的防控。例如，糖尿病在人群中有无新的分布特征和发展趋势？有哪些新的影响因素？能否进行预测预报？如何进行个体预防和群体预防？需要哪些社会资源和制度层面的措施？另外，由于公共卫生工作涉及多领域、多专业和多部门，因此相较于临床医学问题，公共卫生的问题来源更加广泛，可以来源于自然环境（如灾害和污染），也可以来源于社会环境（如吸毒和色情）；可以来源于专业机构，如疾病预防控制中心（如传染病防控）和医疗机构（如院内感染管理），也可以来源于一般社区（如健康教育和慢性病管理），等等。

三、医学决策问题

随着计算机信息技术的渗透、医药科学的进步和卫生保健服务的发展，医学决策问题正成为卫生领域广为关注的问题之一。决策（decision-making），简单地说就是作出决定或选择。按决策问题的可控程度，决策分为确定型决策、不确定型决策和风险型决策。

所谓确定型决策，是指决策者对被决策问题的条件、性质、后果都有充分了解，提出的各个备选方案只能有一种结果，通过比较其结果优劣作出最优选择。换句话说，确定型决策就是选择肯定状态下的最佳方案。所谓不确定型决策，是指在决策过程中知道各个备选方案可有哪些结果，但不能事先肯定出现哪种结果及其发生的概率。确定型决策基本不存在决策风险，实施相对简单。例如，治疗某患者的疾病有 A 药和 B 药，两种药物的疗效和不良反应均非常明确，临床医生在权衡利弊后对 A 药和 B 药作出选择。不确定型决策风险巨大，常用于在紧急状态且无法获得更多信息的情况下予以实施。例如，在复杂手术时遇到突发紧急情况，临床医生常常无法及时获得有关信息，只能凭经验在多个选择中作出判断。

所谓风险型决策，是指在决策过程中知道各个备选方案可有哪些结果，虽然出现哪种结果不能事先肯定，但其发生的概率（probability）可以测算，最后基于定量的综合评价指标进行方案的选择。此种情况下，不论选择哪种方案都具有一定的风险性，故称为风险型决策。由于临床问题的不确定性，在临床实践中常常需要使用风险型决策进行方案的判断和选择，近年来兴起的临床决策分析（clinical decision analysis，CDA）就属于此种类型。其基本思想是，医务人员针对疾病的诊疗过程中风险与获益的不确定性，在充分获得已有证据特别是最佳证据的基础上，结合自己临床经验和患者的实际情况，分析比较两个或两个以上可能的备选方案，从中选择最优者进行临床实践。临床决策分析与传统决策的最主要区别就在于前者通过循证的思维和方法确定并评价备选方案。例如，某癌症患者应手术治疗还是保守（药物）治疗？选择手术治疗，患者可能死亡（概率为 20%），也可能存活（概率为 80%）；存活又分为有效（概率为 50%）和治愈（概率为 50%）两种结果。选择保守治疗，可能出现两种结果，无效（概率为 50%）和好转（概率为 50%）。此时，具体选择哪种方案更优就需要进行临床决策分析作出判断和选择，常用的方法包括决策树（decision-making tree）模型、Markov 模型等。

除了临床决策外，在卫生管理方面也常需进行宏观问题的决策。例如，卫生行政管理机构在对当地的某卫生问题的解决方案进行选择时，需综合考虑卫生需求、卫生资源、成本-效益（效果）、风险防范等方面的因素，并通过数学模型或某些定量的指标对各方案进行优先度排序，从而作出判断。

四、其他医学问题

相对于基础医学问题，临床医学问题和公共卫生问题与公众生活密切相关，因此常常更容易被公众所关注。但归根结底，基础医学关于人体的健康与疾病的本质及其规律的探索，是临床医学问题和公共卫生问题的根本来源。例如，乙型肝炎病毒的致病机制属于基础医学问题，但该机制可以为乙型肝炎患者的治疗和控制提供重要信息，以提高该病治疗与预防的针对性。

值得注意的是，长期以来基础研究与临床医学和公共卫生研究之间出现分裂和脱节。例如，就乳腺癌来说，科学家虽然发现了两种直接与遗传性乳腺癌有关的基因，但不少乳腺癌患者似乎并未因此获益，生存率的提高仍主要依赖于早诊和早治，而且乳腺癌的预防目前也缺乏有效手段。

为了更好地将基础研究成果快速转向临床应用，转化医学这一新生事物在近年来已成为医学领域的热门话题。它的核心是要将医学生物学基础研究成果迅速有效地转化为可在临床实际应用的理论、技术、方法和药物，即要在实验室到病房之间架起一条快速通道。从更广泛的意义上讲，转化医学从患者角度出发去开发和应用新的技术，强调的是患者的早期检查和疾病的早期评估。例如，由于遗传、营养、免疫等因素的差别，同一种疾病的患者，对同一种治疗方法或同一种药物的效果和预后可表现出较大的差异。在分子生物学研究的基础上，可利用经评估有效的生物标志物（biomarker）如患者的基因分型、生化各种表型指标等，进行患者药物敏感性和预后的预测，从而选择敏感的药物和适当的剂量，以提高疗效和改善预后。

第二节
医学问题的主要研究方法

科学研究是人类在实践中运用正确的观点和精确的方法观察未知事物，并通过理论思维正确反映其本质规律或验证、发展有关知识的认识活动。通过科学研究，可获得新的启示、发现新的事实、阐明新的规律、建立新的理论和发明新的技术。医学科学研究以人或动物等为研究对象，从生物、心理、社会与环境等多维角度，揭示生物体生命本质与疾病发生、发展的现象和机制，认识生物与环境的相互关系，认识健康与疾病相互转化的客观规律，从而为防治疾病、提高公众健康水平提供技术、方法和手段。

医学研究的类型很多，根据研究目的可以分为验证性研究（confirmatory study）和探索性研究（exploratory study）；根据研究的方法可以分为原始研究和二次研究；根据研究的指标数量可以分为单因素研究和多因素研究；根据研究的时限可分为前瞻性研究（prospective study）、回顾性研究（retrospective study）和横断面研究（cross-sectional study）。

在实际工作中，针对不同类型的医学问题选择怎样的研究方法，取决于研究目的、可行性及伦理学等方面的要求。为了方便读者理解医学研究方法的选择和应用，此处以原始研究和二次研究的分类进行描述。

一、原始研究

1. 关于病因

所谓病因，就是导致疾病发生的原因，包括致病因子和条件。流行病学中的病因一般称为危险因素（risk factor），是指使疾病发生概率升高的因素。研究疾病的病因（危险因素），掌握其作用机制和影响大小，可为疾病的正确诊断、估计危险程度、有效预防和治疗提供重要信息。随着人类社会的发展和自然环境的变化，新的未知疾病不断出现，准确识别和应对这些新的疾病常常需要进行病因方面的研究。即便对于我们来说非常熟悉的慢性病，如原发性高血压、糖尿病、动脉粥样硬化性血管疾病和肿瘤，由于均为环境和遗传共同作用的多病因疾病，因此仍需在危险因素研究方面不断研究和探索，以采取有效的干预措施进行预防和控制。例如，吸烟是肺癌的危险因素，但除此之外，新鲜蔬菜摄入少、呼吸系统疾病史、体质指数低、心理问题、厨房油烟、大气污染等也是其不可忽视的危险因素。

由于多数病因（危险因素）属于有害暴露（exposure），出于伦理学的考虑，病因问题的研究常用观察性研究设计，例如队列研究（cohort study）、病例对照研究（case control study）和横断面研究。在验证病因的因果关联（causal association）方面，队列研究优于病例对照研究。横断面研究和生态学研究虽无法确认暴露与结局（outcome）的时间先后关系，但常常能提供重要的病因线索。

此外，在临床治疗环境中，不良反应是一类特殊的病因。因不良反应是由干预措施（如药物、手术、器械等）导致的不良事件（有害结果或结局），故干预措施与不良事件之间属于因果关联。不良反应的研究（尤其是急性不良反应）多数都与治疗性研究同时进行（见后述"关于治疗"部分），因此可采用随机对照试验一类的实验性研究方法。对于罕见的、慢性的不良反应，队列研究和病例对照研究等观察性研究方法更为恰当，尤其是对于极其罕见的慢性不良反应，病例对照研究可能是唯一可行的研究方法。

2. 关于诊断

在理想状态下，临床医生通过了解患者的病史、症状和体征，在辅助检查的支持下做出正确和完整的疾病诊断（病因诊断、病理解剖诊断、病理生理诊断、疾病的分期和分型诊断及并发症的诊断）。但在临床实践中，临床医生的诊断决策可受多种因素的影响，其结果可能导致对疾病的诊断不明、误诊或漏诊，而这些影响因素常常是与诊断相关的研究问题的来源。

诊断性试验（diagnostic test）是诊断疾病的试验方法，包括实验室检查、病史、体检和各种影像诊断，如 X 线诊断、CT、磁共振成像（Magnetic Resonance Imaging，MRI）、超声波等。在临床工作中诊断性试验的应用范围很广，主要用于诊断疾病、筛查无症状患者、疾病随访、估计疾病临床过程及其预后等，也可用于对多个诊断方法进行诊断能力的比较。理想的诊断方法应该准确、可靠、安全、简易且价格低廉。

诊断性试验属于一类特殊的观察性研究方法，首先需确定一个疾病诊断的金标准，然后选择研究对象（疑似患者），将欲考察的诊断方法的诊断结果与金标准的诊断结果进行盲法（blinding）、独立的比较，并计算一系列真实性指标（如灵敏度和特异度）和可靠性指标（如 Kappa 值）以评价其诊断价值。

3. 关于治疗

临床治疗方法包括药物和非药物，后者又包括手术、理疗、生活方式调整和心理治疗等。治疗也可以分为病因治疗（如感染性疾病的抗生素治疗）、解剖学治疗（去除或改变异常病变结构，如肿瘤手术切除和冠状动脉内搁放支架解决血管狭窄的问题）、病理生理治疗（通过干预人体的代谢和生理过程纠正异常，如大多数降血压药物、调脂药物）等类型。由于任何治疗方法在发挥疗效的同时也可能出现不良反应（或不良结局），因此，治疗性研究通常既研究治疗方法的疗效，也研究治疗方法的安全性。治疗在循证医学中亦表述为"干预"（intervention），故治疗性研究也常称为干预性研究。

干预性研究是临床科研中最活跃的领域，其研究方法主要采用随机对照试验、非随机同期对照试验、自身前后对照研究、交叉对照研究等实验性研究方法，在某些情况下也可采用队列研究一类的观察性研究方法。从研究结果的真实性来看，随机对照试验是最优的设计方案，但由于在选择对照时也会出现一定的伦理学问题，且研究过程中需进行严格的质量控制，因此可行性较差。

4. 关于预后

预后（prognosis）是指疾病发生后，对将来发展为各种不同后果（痊愈、复发、恶化、伤残、并发症和死亡等）的预测或事前估计，通常以概率表示，如治愈率（cure rate）、复发率（recurrence rate）、5 年生存率（five-year survival rate）等。

预后研究就是关于疾病各种结局发生概率及其影响因素的研究。研究各种影响预后的因素及其影响程度，对促进疾病的良性转归具有重要意义。另外，由于疾病的预后是随影响因素的作用强度、患者的病情发展和所接受治疗的有效程度而动态变化的，所以在研究中往往需要进行动态的重复预测。

疾病预后的预测模型通常以数学模型为基础，根据患者所具有的临床特征和出现良性/不良结局的概率，建立预后影响因素与发生不良结局危险之间的定量关系，并将其转换成简单的危险评分或危险分层标准作为临床实践中患者预后的定量判断工具，以此帮助临床医生进行治疗决策。如高胆固醇患者的危险分层、高血压患者的危险分层、心绞痛患者的危险分层和脑卒中复发的预测模型等。这些疾病预后的预测模型和预测工具的研究在临床实践中有很高的实际应用价值。

由于预后因素多为危险因素，因此预后问题常用的研究方法为观察性研究，包括队列研究（前瞻性或回顾性）、病例对照研究和描述性研究，其中，以前瞻性队列研究为最优设计。在某些情况下，如仅研究有利干预措施实施后的结局预测，也可采用随机对照试验等实验性研究方法。

5. 关于预防

预防问题主要关注的是某种干预措施能否预防某种疾病或结局的发生。此类问题既可出现在临床环境，例如阿司匹林能否用于预防心肌梗死和脑卒中；也可出现在公共卫生领域，例如限制食盐摄入能否减少原发性高血压发生的风险。由于预防问题中涉及的干预可以是人为施加的，也可以是自然状态下存在的，因此针对研究的具体情况，预防问题既可采用实验性研究方法（如临床试验、现场试验或社区试验），也可采用观察性研究方法（如队列研究或病例对照研究）。

另外，在医学领域，还有关于卫生经济学（health economics）等方面的原始研究。卫生经济学研究卫生保健中的经济规律及其应用，运用经济学的基本原理和方法研究有限卫生资源的最优分配问题，通过评价各项卫生措施及相关指标，旨在使有限资源发挥尽可能大的社会效益。常用的研究方法有最小成本分析（cost-minimization analysis）、成本-效果分析（cost-effectiveness analysis）、成本-效用分析（cost-utility analysis）、成本-效益分析（cost-benefit analysis）等。

限于篇幅，其他医学领域的原始研究本章不作介绍，有兴趣的读者可以阅读相关著作。

二、二次研究

二次研究是指对原始研究结果（证据）进行再加工的一种研究方法，以获得具有更高层次的研究结果（证据）。一般而言，只要原始研究结果（证据）有质量保证，二次研究获得的结果（证据）会具有更好的真实性（validity）和可靠性（reliability）。根据综合结果（证据）的方法来分类，二次研究主要包括系统评价（systematic review）、临床指南（clinical guideline）和卫生技术评估（health technology assessment，HTA）等。

1. 系统评价

系统评价是一种全新的文献综合方法，针对某一具体的临床问题（如病因、诊断、治疗、预后等），系统、全面地收集全世界所有已发表或未发表的相关临床研究结果，用统一、科学的评价标准筛选出合格的研究，进行质量评价，用统计学方法进行定量的综合（Meta 分析），或用描述性方法进行定性的综合，从而得出可靠的综合结论，并随着新的临床研究结果的出现而及时更新。系统评价的整个过程非常规范、清晰、明确，因此具有良好的可重复性。系统评价分为 Cochrane 系统评价和非 Cochrane 系统评价，前者由 Cochrane 协作网（http：//www. Cochrane. org/index. htm）出版在 Cochrane 图书馆，后者则发表在期刊上。

总体而言，作为二次研究证据，系统评价的结果相比原始研究结果具有更好的真实性和可靠性。不过，受原始文献的质量、系统评价的方法以及评价者本人的专业知识、认知水平和观点的限制，系统评价的结果也可能出现偏倚而造成误导。因此，读者在阅读系统评价的观点和结论时，一定要持谨慎的态度，切不可盲目被动接受，尤其当系统评价的结果与高质量的原始研究结果相矛盾时，更应在细致分析和比较后再作出判断。

系统评价既是一种研究方法，也是一个完整的研究过程。为了保证质量，系统评价需要制订详细的研究计划，并严格按照各种规范和步骤精心实施。针对不同研究问题（如诊断和治疗）的系统评价，其步骤基本相似，但在检索文献、评价文献质量、提取原始文献数据以及统计分析等具体内容上存在一定的差异。如表 2-1 所示，系统评价的基本过程一般分为 4 个阶段、9 个步骤。

表 2-1　系统评价的阶段和步骤

4 个阶段	9 个步骤
第一阶段:确定系统评价题目	1. 确定题目
第二阶段:制订系统评价方案	2. 撰写系统评价研究方案
	3. 检索文献
	4. 筛选文献
第三阶段:完成系统评价全文	5. 评价文献质量
	6. 提取数据
	7. 分析和报告结果
	8. 解释结果,撰写报告
第四阶段:更新系统评价	9. 更新系统评价

2. 临床指南

临床指南又称临床实践指南（clinical practice guideline，CPG），指针对特定的临床问题，经系统研究后制定发布，用于帮助临床医生和患者作出恰当决策的指导性文件。与原始研究证据和系统评价不同，临床指南是针对具体临床问题，在分析评价最新研究证据的基础上提出推荐意见，以指导临床医生的医疗行为，降低不必要的医疗花费，减少无益甚至有害的医疗行为。一个基于证据的、高质量的临床指南应该已经完成了对当前最佳证据的收集和评价，并将证据与具体实践相结合。即使对于某一尚无可用证据的临床问题，临床指南也会根据共识提出相应的处理建议。因此，临床指南被认为是弥合最新研究证据和临床实践之间差距的桥梁。

在临床指南指导下，结合患者具体病情作出的诊断或治疗决策，有助于循证医学的原则和证据在临床医疗实践中更好地贯彻和实施，从而规范临床医生的医疗行为，提高医疗服务质量。临床指南的制定方法一般分为两大类：一类是专家共识指南制定法，一类是循证实践指南制定法。制定和推广高质量的临床指南特别是循证临床实践指南，用以指导临床医生从事预防、诊断、治疗、康复、保健和管理工作，是国际上近年来规范医疗行为、改善卫生保健质量、控制医疗费用行之有效的方法。

循证实践指南的制定大致有以下步骤：①确定指南拟解决问题的重要性及制定指南的必要性、目的和适用范围；②成立专门小组，确立制定指南的规范程序；③全面收集全球相关研究资料，进行系统分析，根据质量对证据进行分级；④根据对证据的客观评价结果提出推荐意见；⑤组织指南制定专门小组外的专家评审、试用和修改指南，最后完成正式指南；⑥发布指南文件；⑦定期更新指南。

当然，临床指南也具有一定局限性。一方面，国内外医学界的临床指南层出不穷，但质量良莠不齐，质量低的指南可能会误导临床实践；另一方面，由于临床问题的具体性和复杂性，任何一个指南都不可能囊括临床工作中的所有问题。从某种角度上而言，临床指南可能降低临床医生在医疗工作中的自主性和选择性，减少临床决策的灵活性。

3. 卫生技术评估

卫生技术（health technology）是指用于卫生保健领域和医疗服务系统的特定知识体系，包括卫生保健的药物、仪器设备、医疗检查和治疗方法及相关组织管理系统和支持系统。卫生技术具有两重性：一方面帮助提高诊断和防治疾病的能力，改善人类健康水平，另一方面也可能带来一些消极影响和不良后果，如伦理和社会问题、卫生技术的不良反应问题、医疗费用的不合理快速增长等。

卫生技术评估（health technology assessment，HTA）是指对卫生技术的技术特性、安全性、有效性（效能、效果和生存质量）、经济学特性（成本-效果、成本-效益、成本-效用）和社会适应性（社会、法律、伦理、政治）进行系统全面的评价，为各层次决策者提供合理选择卫生技术的科学信息和决策依据，对卫生技术开发、应用、推广与淘汰实行政策干预，从而合理配置卫生资源，提高有限卫生资源的利用质量和效率。例如，卫生技术评估的结果可为医院管理者购买和管理技术设施提供科学依据，指导卫生部门的官员制定公共卫生计划，指导卫生保健产品生产厂商进行产品开发和市场规划，指导制定卫生技术的收费标准，指导制定卫生技术相关的生产、应用、维护和再利用等方面的标准。

卫生技术评估常由多学科研究团队使用明晰的评估框架，采用多种科学研究方法合作完成，侧重评估卫生技术直接的预期结果及间接的意外后果。卫生技术评估一般分为四个阶段。①证据分析阶段，常借助系统评价的方法和已有的系统评价结果，并将高质量的原始研究结果作为补充；②结果分析阶段，充分比较待评估卫生技术的利弊；③经济学分析阶段，包括成本-效果分析、成本最小化分析、成本-效用分析等；④伦理学及法律特征分析阶段，包括道德问题、利益相关方的问题、技术相关问题、技术评估方法学的选择及技术评估其他相关问题。

第三节
临床问题的构建

如前所述，在医学领域常常会遇到各种问题。问题是知识内在的矛盾，即知识的局限性、相对性和不足之处。有了问题才会有思考，有了思考才会有解决问题的办法。因此，主动地去发现问题、提出问题，对于证据的生产者而言，可以为回答该问题提供研究思路并制定科学合理的研究方案；对于证据的使用者而言，可以为查找回答该问题的证据提供策略和指导。在循证实践的五个步骤中，无论针对什么类型的问题，提出一个明确的、可回答的问题始终是最重要的第一步。

临床问题始终是医学领域关注的重点之一。临床医生能否提出一个好的问题，并用准确可靠的方法来回答这个问题，是提高临床诊疗质量和临床研究水平的关键。因此，本节以临床问题为例，针对证据的使用者这一角色，介绍临床问题构建的步骤和方法。

一、临床问题构建的基本步骤

1. 问题的发现和提出

医学是高度专业化和精细化的一门学科。任何疾病的发生都不是孤立的现象，也不是一个随机的现象，常常与生物、心理、社会等诸多因素关系密切。因此，在临床实践中遇到的问题常常种类不一、涉及面广且复杂多样。为了发现和提出问题，临床医生不仅应具备高度的责任意识和热情的工作态度，还应掌握系统扎实的医学专业知识和技能。

首先，面临寻求帮助的患者，临床医生应具有同情心、耐心和细心，多沟通交流，多换位思考，才能在与患者的交谈和观察中敏锐地发现问题，才能从患者的角度感同身受地关注问题，才能与患者通力协作地确定问题。此外，在接诊患者时可以尝试询问："你认为你有什么问题？"、"你是否想过你需要什么样的治疗方法？"、"你希望得到什么样的治疗效果？"。通过这些问题，既可以帮助临床医生收集尽可能多的疾病信息和患者背景信息，又能在诊疗价值观方面与患者尽可能达成一致，从而为后续的问题筛选奠定扎实的基础。

其次，临床医生应具备系统扎实的医学专业知识和技能，才能从错综复杂的线索中去伪存真、去粗取精，才能准确判断问题的性质、来源和可能的发展方向，才能真正发现和提出科学、合理的问题。

总之，每一位临床医生都应时刻保持责任心和好奇心，时刻保持终身学习的态度。在接诊患者过程中，应详细了解病史，全面认真地查体，正确判定重要的阳性和阴性体征，合理解释与疾病有关的实验室和辅助检查结果，同时勤于思考，善于总结，积极讨论，不断提高临床实践的能力和水平。

2. 问题的筛选和排序

临床医生在临床实践中可能同时发现和提出很多问题，但限于时间、精力和问题本身的严重性与迫切性等因素，需对问题进行筛选和排序。一般而言，提出的问题应是当前迫切需要解决的、医患双方共同关心的、有可能解决的问题。为了帮助临床医生进行问题的筛选和排序，应思考以下细节：①哪个问题对患者的生命健康最重要？②哪个问题是医患双方共同关心的问题？③在允许的时间内，哪个问题最可能得到答案？④哪个问题在临床实践中最可能重复，以便提高临床工作水平？

此外，在提出问题的过程中还应注意确定问题的范围。针对范围太宽的问题去查找证据，不仅多花很多时间与精力，还可能找来相关性较差的证据，对问题的解决没有太大帮助。例如，化疗可以提高鼻咽癌患者的生存率吗？这一问题显然范围太宽，因为化疗有多种药物和多种方案可选，如果不明确具体的化疗药物和方案，将找来大量与解决问题并不匹配的证据。反之，针对范围太窄的问题去查找证据，可能会导致所获资料很少甚至没有，也不利于问题的解决。例如，对已绝经的、有骨质疏松的、60岁以上的老年痴呆妇女，小剂量的雌激素替代疗法能否改善其认知能力？这一问题显然范围太窄，由于设置了多个限定因素，要找到完全匹配的证据难度就会比较大。

对于证据的生产者（临床研究人员）而言，提出一个好的问题（研究假说），不仅有利于进行研究方案的设计，也为直接服务于临床实际需要提供了重要方向。限于篇幅，此处不进行详细介绍。

二、临床问题构建的基本模式

临床问题从层次上可以分为背景问题（background questions）和前景问题（foreground questions）两种。

所谓背景问题，是关于患者及疾病的一般性知识问题，通常包括两个基本成分：①问题词根（谁、什么、怎样、何处、何时、为什么）＋动词。如发热即为一个动词，谁发热（患者的性别、年龄特征），何时、何地发热，等等。②某疾病或疾病的某个方面。例如，"发热是什么原因引起的？"、"发热有什么规律？"，等等。

所谓前景问题，是临床医生从专业角度提出的问题，例如针对具体疾病的诊断与鉴别诊断，干预措施的利弊权衡，预后因素的判断，危险因素的预防，以及对患者的心理状态、期望值、依从性（compliance）等方面的评估。

显然，为了构建一个具体的、明确可回答的问题，既需要对疾病的背景问题非常清楚，也需要对疾病的前景问题有足够的把握。通常，在构建问题时可采用国际上提出的PICO模式进行。

P：人群、患者或问题（population、patient或problem）。包括人群或患者的特点、问题或疾病的特点，等等。

I：干预措施（intervention）。根据问题类型的不同，I可以是某种暴露因素、某种诊断方法、某种治疗措施或某种预后因素，等等。

C：对比措施（comparison）。与干预措施进行对比的措施。根据问题类型的不同，C可以是非暴露因素、相比较的诊断方法（如诊断同一疾病的另一种诊断方法）、相比较的治疗措施（如空白对照、安慰剂对照、阳性对照）或无预后因素，等等。

O：结局（outcome）。泛指预期的某种状态或结果。结局可以是定性，也可以是定量，如死亡、存活、治愈、好转等状态，或血压、血糖等检测结果。

近年来有学者在PICO模式的基础上增加了"S：研究设计（study design）"，常表达为PICOS，这种扩展对于缩小证据查找范围具有重要作用。

三、临床问题构建示例

临床案例：患者45岁，男性，因"突发胸痛4小时"入院。患者4小时前，无明显诱因出现心前区胀痛，疼痛持续不缓解，难以忍受，并向左侧肩背部放射痛，伴有紧缩感、恶心、出汗，无明显呕吐，在家未进行特殊处理，急诊入院救治。

既往有高血压病史2年，最高血压170/106mmHg，口服"非洛地平"等药物降压，既往否认冠心病、糖尿病病史，平常吸烟，1包/天左右。

查体（PE）：体温（T）36.3℃，呼吸（R）20次/分，脉搏（P）84次/分，血压（BP）174/92mmHg。神清，发育正常，急性痛苦病容，颈软，双肺呼吸音清，未闻及明显干湿啰音，心尖搏动位置正常，心律齐，各瓣膜听诊区未闻及明显病理性杂音，腹软，全腹无明显压痛及反跳痛，双下肢无水肿。

辅助检查：急诊心电图（ECG）示胸前导联 $V_1 \sim V_5$ ST段弓背上抬；心肌酶谱示 CK 114U/L，CK-MB 72U/L；肌钙蛋白 3.41ng/mL。初步诊断：①急性广泛前壁心肌梗死；②高血压病（2级，很高危组）。

现在，医生和患者均关注的问题是：根据患者的病情，应该采用溶栓治疗（thrombolytic therapy）还是经皮冠状动脉介入治疗（percutaneous coronary intervention，PCI）？哪种方式患者受益更多？

（1）构建问题　根据 PICOS 模式，P 为急性心肌梗死；I 为经皮冠状动脉介入治疗；C 为溶栓治疗；O 为减少死亡风险；S 为随机对照试验（RCT）。

将临床问题通过以上模式进行构建，目的是为了确定关键词，明确限制条件，以便于证据检索。

（2）证据检索　通过上述获得的 PICOS 信息，本案例的关键词分别为急性心肌梗死、溶栓治疗、经皮冠状动脉介入治疗，可用的限制检索条件为治疗和随机对照试验。将上述关键词进行合理搭配形成检索策略后，可通过互联网检索各种资料数据库（如 Cochrane 图书馆、ACP Journal Club、PubMed、临床实践指南库和中国生物医学文献数据库等）。

在获得检索结果后，要进行证据的质量评价。当获得了可用的最佳证据后，尚需结合患者的病情特点、当地的医疗条件、患者及其家属的意愿等具体情况进行最终的决策。一旦决策形成，将在患者的配合下应用获得的最佳证据，并随访治疗的效果。

◢ 课 外 拓 展 ◣

1. 延伸阅读

随着发病机制在基因水平的阐明，同一种疾病可能是不同基因表达的结果。个体化的治疗类似于中医的同病异治，那么以大样本随机对照试验为基础的循证医学是否会成为一种阻碍？循证模式是否需要改变？——推荐阅读"Reality-Based Medicine"[Chest. 2000 Aug；118（2）：281-283] 一文并进行相应的思考。

2. 实践训练

请结合自己的专业，就临床实践中遇到的某个具体问题构建一个循证医学问题，并尝试进行证据的检索去回答这个问题。

（曾高峰）

参 考 文 献

[1] 林果为，王小钦，陈世耀. 现代临床流行病学. 第3版. 上海：复旦大学出版社，2014.

[2] 谭红专. 现代流行病学. 第2版. 北京：人民卫生出版社，2008.

[3] Haynes R B, Sackett D L, Guyatt G, et al. Clinical Epidemiology: How to Do Clinical Practice Research. 3rd edition. Baltimore: LWW, 2005.

[4] Shaughnessy A F. Clinical Epidemiology: A Basic Science for Clinical Medicine. BMJ, 2007, 335 (17): 777.

[5] 王家良. 临床流行病学. 第3版. 上海：上海科技出版社，2009.

[6] Glasziou M P. Evidence-based Medicine Workbook. London: BMJ Publishing Group, 2003.

[7] David M. Design of studies for medical research. New York: John Wiley & Sons Ltd, 2005.

[8] Petitti D B. Meta-analysis, decision analysis, and cost-effectiveness analysis: methods for quantitative synthesis in medicine. 2nd edition. London: Oxford University Press, 2000.

[9] 李幼平. 循证医学. 北京：人民卫生出版社，2014.

第三章
证据、证据资源及其检索

学习目的

1. 掌握证据的定义及特征。
2. 掌握证据的分类和分级。
3. 熟悉循证医学的证据资源。
4. 熟悉证据的检索步骤。

证据是循证医学的核心。随着医学科学研究的进步和发展，证据的数量正快速增长，证据的质量也不断提高。医学工作者，尤其是临床医生应能适应时代的要求，掌握基本的证据检索方法，获得理想的证据甚至即时的床旁信息支持，从而快速高效地解决临床实践中的各种问题。

第一节
证据的定义及特征

一、证据的定义

不同的社会领域，对证据有着不同的理解。简单来说，证据（evidence）就是能够证明事实的依据。《简明牛津英语词典》中提出的"evidence"是指：①证明意见或主张真实有效的信息或符号；②法律调查中或法庭上接纳证词时用来确证事实的消息。《现代汉语词典》中对证据的解释为"能够证明某事物真实性的有关事实或材料"。

不同于生活和法律中的证据，卫生领域的证据指的是医学决策需要的一切知识和信息。与医学实践和决策相关的证据有很多，有些是可靠的，有些是不可靠的。循证医学与传统医学（traditional medicine）的核心区别就在于对证据的界定和重视。循证医学中的证据主要指那些需要科学研究方能获得的知识和信息。2000 年，循证医学奠基人 David Sackett 等学者将临床证据定义为

"以患者为研究对象的各种临床研究（包括防治措施、诊断、病因、预后、经济学研究与评价等）所得到的结果和结论"。由于循证医学强调任何医学决策都应基于现有的最佳证据，因此2005年加拿大健康服务研究基金委员会在研究中从系统评价的角度指出"证据是最接近事实本身的一种信息，其形式取决于具体情况，高质量、方法恰当的研究结果是最佳证据。"

二、证据的特征

应用于循证医学实践的证据，既可以是定量的结果，也可以是定性的结果；既可以是肯定或否定的结果，也可以是不确定的结果。

1. 定性或定量

证据是生产出来的，根据研究方法不同，证据的表达形式可分为定性研究结果和定量研究结果。定量研究结果主要以数据、模式、图形等进行表达；定性研究结果多以文字描述和总结概括为主。一般而言，相对于定性研究结果，定量研究结果由于来自客观数据的分析和处理，不仅有利于相互比较，更有利于具体的决策。

当然，定性研究与定量研究不可人为割裂而应相互补充。定性研究是定量研究的基本前提，没有定性的定量是一种盲目的、毫无价值的定量；定量研究可使定性研究更加科学合理，从而获得广泛而深入的结论。

例如，针对高血压病患者，定量研究可以获得某治疗措施的效果，定性研究可以测量患者对于疾病的反应、情感和心理上的应对策略等。定性研究的结果可以帮助医生了解患者的健康信念和价值观，以更好地实施治疗并提高患者的依从性。

2. 肯定、否定或不确定

在医学领域，无论是定性研究还是定量研究，其结果都可能存在肯定、否定或不确定三种状态。例如，关于新药A与传统药物B治疗某种疾病的效果比较研究，由于研究对象的个体差异、研究环境和条件的不同等因素的影响，不同学者的研究结果可能同时出现三种状态：肯定（A药的效果好于B药，$P < 0.05$）；否定（A药的效果不如B药，$P < 0.05$）和不确定（A药与B药的效果差别无统计学意义，$P > 0.05$）。

由于循证医学的证据多为以人为研究对象获得的研究结果，且绝大多数的研究为抽样研究，因此无法避免抽样误差对研究结果的影响。正因为如此，在看待证据时，不能仅仅着眼于研究结果本身，还应关注研究的设计方案和具体的研究过程，全面考察证据的可能影响因素（详见本书第四章相关内容）。

第二节

证据的分类与分级

研究证据的分类与分级是认知、检索、评价和应用证据的基础。

一、证据的分类

证据分类的主要目的是为了更好地推广和使用证据，但当前国内外尚无公认、统一的证据分类方法。根据研究和应用的需要，证据有不同的分类方法，如常见的以研究设计分类、研究问题分类、使用证据的对象分类等。

1. 按研究设计分类

根据研究设计方案的不同，可以将证据分为原始研究证据和二次研究证据两大部分。

原始研究证据常用的研究方法以观察性研究和实验性研究为主。观察性研究主要包括病例系列（case series）、病例报告（case reports）、横断面研究、队列研究和病例对照研究等，实验性研究主要包括随机对照试验、交叉对照试验、同期非随机对照试验和自身前后对照试验等。

二次研究证据是对原始研究证据再加工之后得到的具有更高层次的研究证据。根据加工证据的方法来分类，二次研究证据主要包括系统评价、卫生技术评估和临床指南三类。系统评价注重对文献的质量进行评价，卫生技术评估注重对卫生相关技术的安全性、经济性和社会适用性进行评价，临床指南则是专家根据系统评价和卫生技术评估的结果提出推荐意见，用于指导和规范临床实践。

2. 按研究问题分类

根据所研究问题类型的不同，可以将证据分为病因、预防、诊断、治疗、不良反应、预后、临床经济学等研究证据。

3. 按证据来源分类

根据证据来源的不同，可以将证据分为公开发表的研究成果（多为文献形式）、未发表的灰色文献（gray literature）、尚未最后完成的部分研究结果及网络资源信息。

4. 按使用对象分类

从证据使用者的角度，可以将证据分为四种使用对象，即政策制定者、研究者、卫生保健提供者及普通用户。

5. 按用户需求分类

不同人群对证据的需求不同。从用户需求来看，证据有临床实践指南、临床证据手册、临床决策分析、系统评价、卫生技术评估、卫生经济学证据等类型。

二、证据的分级

为了便于临床医生更好地使用高质量的最佳证据，1979 年加拿大定期体检特别工作组的专家们首次按照临床研究设计提出了对医学证据的分级和推荐标准。此后有 50 多家组织机构均对证据质量和推荐强度进行了规范，但方法各异，标准不一。2001年英国牛津大学循证医学中心推出的标准在循证医学实践和教学中被公认为经典标准，但因过于复杂繁琐而在实际应用中受到限制。2004年，由包括WHO在内的19个国家和国际组织共同成立的GRADE工作组正式推出了GRADE系统，其"证据质量分级和推荐强度"设计科学合理、过程透明、适用性强，目前被包括WHO、Cochrane协作网等在内的诸多国际组织广为采用。

1. GRADE 证据质量分级

GRADE标准中根据研究设计的方法学将证据质量分为四级（表3-1）。

表 3-1　GRADE 证据质量分级

质量等级	具体描述
高	随机对照试验；或质量升高两级的观察性研究
中	质量降低一级的随机对照试验；或质量升高一级的观察性研究
低	质量降低两级的随机对照试验；或观察性研究
极低	质量降低三级的随机对照试验；或质量降低一级的观察性研究；或系列病例观察；或个案报告

为让使用者正确理解每级证据代表的意义，GRADE标准同时对每级证据进行了定义（表3-2）。

表 3-2　GRADE 证据质量定义

质量等级	定　义
高	未来研究几乎不可能改变现有疗效评价结果的可信度
中	未来研究可能对现有疗效评价有重要影响，可能改变评价结果的可信度
低	未来研究很有可能对现有疗效评价有重要影响，改变评价结果可信度的可能性较大
极低	任何疗效的评价都很不确定

2. GRADE 推荐强度

GRADE推荐强度见表3-3。

表 3-3　GRADE 推荐强度

推荐强度	定　义
强	明确显示干预措施利大于弊或弊大于利
弱	利弊不确定或无论质量高低的证据均显示利弊相当

第三节

循证医学的证据资源

为了不被过时的、错误的知识所误导，临床医生需在有限的时间内从大量医学刊物或数据库中有效地获取高质量的证据。显然，只有全面了解循证医学的证据资源及其特点，临床医生才能通过获得的证据去了解学科发展的现状和趋势，不断更新自身的知识结构，最终提高临床实践和决策的能力与水平。

一、循证医学证据体系及其发展

20 世纪 80 年代前，医学工作者想要获得证据信息，主要采用翻阅专业医学书籍、订阅期刊文献、翻阅检索工具书及咨询专家等方式，其缺点是随意片面、费时且容易遗漏很多有价值的文献。80 年代后出现了可通过计算机检索的专业数据库，这些数据库将发表在各种期刊上的散乱文献集中起来并进行索引，从而可以一次性检索到各种类型的证据，如专家意见、病例报告、随机对照试验等，虽大大提高了获得证据的能力，但不同证据的质量和可信度却千差万别。

随着循证医学的诞生和发展，系统评价的方法被引入循证医学，为解决证据之间的矛盾或不一致提供了方法和手段。1993 年 Cochrane 协作网成立，致力于生产高质量的系统评价并进行定期更新；1996 年 Cochrane Library 上线，收集已有的系统评价和临床试验建立索引，既方便检索，又避免重复评价和整合；1999 年 BMJ 推出了临床证据（Clinical Evidence），针对具体的临床问题提供高质量的证据，帮助临床医生更好地进行循证临床实践。

20 世纪末以来，为了应对临床医生查证时间不够、检索技能不足等问题，各大医学信息数据库提供商陆续推出了以临床主题形式整合证据的数据库，如 ACP PIER、DynaMed、UpToDate、Best Practice。这些数据库不仅提供最新的综合证据，还结合专家经验和患者的价值观给出推荐意见、推荐强度和证据级别。这类涵盖高质量证据和推荐意见的整合型信息资源的出现和不断完善，使越来越多临床医生的循证实践成为可能，在欧美国家已成为最主流的临床证据来源之一。从循证医学证据资源的发展趋势来看，利用计算机辅助决策系统将高质量证据数据库与医院信息系统相整合是最理想的证据资源，目前已有一些循证医学数据库如 ZynxCare（整合 ZynxEvidence 的证据）和 ProvationMedical（整合了 UpToDate 的证据）在这方面做了很好的尝试。

目前国内还没有真正意义的循证医学证据资源，而国外已有的证据资源因语言和医疗环境不同等原因在国内实践时会存在一定的困难和障碍，因此建立和开发类似的国内证据资源迫在眉睫。

二、循证医学证据资源的分类

加拿大 McMaster 大学临床流行病学与生物统计学教授 Haynes R. Brian 等人在 2001、2006 和 2009 年分别提出了"4S"、"5S"和"6S"循证医学证据资源分类的金字塔模型，其中"6S"金字塔模型见图 3-1。

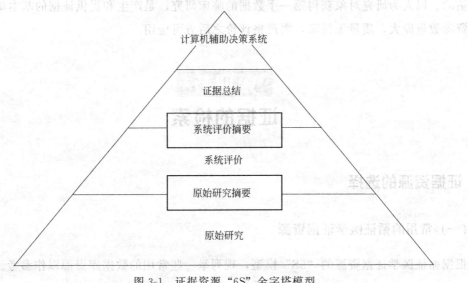

图 3-1　证据资源 "6S" 金字塔模型

由于 "6S" 模型较复杂，故在实际检索中通常选择 "5S" 模型。现简要介绍循证医学的 "5S" 证据资源的分类如下。

1. 计算机辅助决策系统

计算机辅助决策系统（Systems）针对不同临床问题，系统地囊括了所有相关和重要的研究证据，并与医院信息系统相整合，结合患者的特征主动向临床医生提供相关决策信息或给出专家的推荐意见和推荐强度。这是最理想的证据资源，目前只有极少数循证医学资源库具有部分功能，尚不完善。

2. 证据总结

证据总结（Summaries）针对不同临床问题，整合了当前可得到的最佳证据如证据摘要、系统评价和原始研究，提供所有相关治疗选择的重要文献。该证据资源快捷易用、随时更新。

3. 证据摘要

证据摘要（Synopses）是由方法学家和临床专家共同制定严格的评价标准，对原始研究证据和系统评价作出综合、简洁的描述而发表的摘要，也包括专家对证据质量和证据结论的简要点评和推荐意见。该证据资源分布零散、更新机制不佳，通常以循证医学期刊、临床实践指南等为主要表现形式。

4. 系统评价

系统评价（Syntheses）是基于已发表和（或）未发表的原始研究进行再加工（定性或定量合成）而得出的综合结论。该证据数量较多，但质量参差不齐，更新难以保障。

5. 原始研究

原始研究（Studies）是指发表在杂志和（或）收录在生物医学文献数据库中、未经专家评估的、以人为研究对象获得第一手数据的临床研究，是产生和提供证据的基本单位。该证据资源数量庞大，质量无保障，需严格评价之后方可应用。

第四节
证据的检索

一、证据资源的选择

（一）常用的循证医学证据资源

根据循证医学证据资源的"5S"模型，现列举一些常用的数据库资源以作参考。

1. 计算机辅助决策系统

理想的计算机辅助决策系统目前还非常少见。ProVation Medical、ZynxCare 等在这方面做了较好的尝试。ProVation 是一个以医疗循证为指导的临床决策支持（clinical decision support，CDS）系统，其整合了 UpToDate 的证据可以一起安装在每家医院的 EHR 和 CPOE 系统中；Zynx 的优势突出在住院和急诊医疗方面，整合了 ZynxEvidence 的证据，将 500 多种 CDS 规则和 1100 个医嘱模板合成为大量的软件包，提供近 150 个基于循证医学的模块，可以帮助临床医生根据病人具体情况作出个体化治疗计划。

2. 证据总结

（1）临床证据（Clinical Evidence） 由英国医学杂志（BMJ）出版，主要针对临床具体问题提供实用的临床干预方案的证据资源，涉及 200 多种疾病的 2500 多种治疗方法，并在不断拓展新的题目和领域，是目前全球权威循证医学临床证据之一。网址为 http：//clinicalevidence. bmj. com。

（2）PIER 由美国内科医师学会建立，采用多层次结构指导临床医生应用研究证据，推荐意见基于严格的循证医学方法，主要涉及内科和初级保健方面的治疗问题，方便易用，但仅对 ACP 成员免费使用。网址为 http：//pier. acponline. or-g/index. html。

（3）Best Practice 由英国医学杂志 2009 年对外发布，整合了 Clinical Evidence 的全部研究证据，同时增添了由全球知名学者与临床专家撰写的关于预防、诊断、治疗等各关键环节的权威性内容，并嵌入了国际公认的药物处方指南、病症彩色图像、患者健康教育等资料，帮助临床医生快速解决临床难题。网址为 http：//bestpractice. bmj. com。

（4）UpToDate 类似于 PIER，采用统一的结构提出问题，较为全面地收集相关的循证医学文献，为临床医生的医疗决策提供推荐意见。目前收录了 14 个医学专业的 7000 多个临床主题，覆盖面广，根据疾病分类收集信息，使用方便，深受临床医生青睐。网址为 http：//www. uptodate. com/index. asp。

3. 证据摘要

（1）美国内科医师学会杂志俱乐部（American College of Physicians Journal Club，ACP Journal Club）由美国内科医师学会出版，侧重于针对内科及其亚专业筛选和提供已经出版的高质量研究报道和系统评价的详细文摘，帮助医疗工作者熟悉医学领域的最新进展。网址为 http://www.acpjc.org/。

（2）Bandolier 由英国国立卫生服务中心提供的证据，收集内容广泛，选择的主题涉及各临床专业，评估的证据包括评论和推荐意见，特别是干预疗效方面的最佳证据，为临床工作者提供最新的诊治信息。网址为 http://www.medicine.ox.ac.uk/bandolier/。

（3）EBM 系列期刊 如 BMJ 和美国内科医生学院联合主办的《Evidence-Based Medicine》（循证医学杂志）、英国皇家护士学院和 BMJ 联合主办的《Evidence-Based Nursing》（循证护理杂志）、Elsevier 公司出版的《Evidence-Based Healthcare&Public Health》（循证卫生保健与公共卫生杂志）、BMJ 出版的《Evidence-Based Mental Health》（循证心理卫生杂志）等。

4. 系统评价

（1）Cochrane Library（CL）由国际 Cochrane 协作网制作，是临床研究证据的主要来源，也是目前最完善的高质量研究证据。其系统评价撰写规范、审核严谨，具有严格的质量保证体系，有完善的反馈和修改机制。其系统评价证据资源主要包括：①Cochrane 系统评价数据库（Cochrane Database of Systematic Reviews，CDSR）。该数据库目前主要针对疾病防治、康复疗效和安全性的随机对照试验进行评价，诊断试验的系统评价刚刚起步。Cochrane 系统评价可以从 Ovid、PubMed、Cochrane Library 光盘和 Wiley 网站获取。②疗效评价摘要数据库（Database of Abstracts of Reviews of Effects，DARE）。由英国约克大学评价与传播中心制作，是评价干预措施疗效的免费系统评价数据库，包括了 Cochrane 协作网以外成员发表的普通系统评价摘要，是对 Cochrane 系统评价的补充。每年收录约 600 篇，检索简单方便，涉及领域广泛，除治疗干预措施之外，还包括公共卫生、健康促进、诊断试验、药学、心理学等方面，对临床医生非常实用。

（2）临床实践指南（CPG）是有助于指导临床决策的证据资源。如美国国立指南数据库（National Guideline Clearinghouse，NGC），收集了美国和全球数千个指南并提供了指南的摘要，每周更新；苏格兰校际指南网络（Scottish Intercollegiate Guidelines Network，SIGN），列出了历年来制作的临床实践指南，并注明有质量控制措施，免费提供的有"Full Guideline"和"Quick Reference Guide"两种类型；中国临床指南文库（China Guideline Clearinghouse，CGC），是 2011 年由中国医师协会循证医学专业委员会和中华医学杂志社共同发起建设，收录了近五年内中国医学期刊发表的临床实践指南，检索简单方便，可浏览某一领域的多个指南。

5. 原始研究

（1）Medline Medline 是美国国立医学图书馆建立的数据库，收录了自 1966 年以来全球各地出版的 5200 多种医学期刊中的全部文章的引文，每日新增 2000～4000 条记录，是当前全球公认的原始研究中最具有权威性的医学文献数据库。检索 Medline 的途径很多，但多数通过 Ovid（http：//gateway.ovid.com）和 PubMed（http：//www.ncbi.nlm.nih.gov/PubMed）进行检索。

（2）Embase　是 Elsevier 公司推出的生物医学与药理学文献数据库（http：//www.embase.com），收录了以欧洲为主的 70 多个国家或地区出版的 7000 多种期刊，重点在药物和卫生领域。

（3）Scopus　2004 年底 Elsevier 公司推出的 Scopus 数据库（http：//www.scopus.com），是目前全球规模最大的文摘和索引数据库，涵盖了科技、医学和社会科学方面的 18500 多种全球各地的高质量期刊，内容全面，学科广泛。

（4）Cochrane 临床对照试验中心注册数据库　该数据库由 Cochrane 协作网组织、协调和编制，是随机对照试验和半随机对照试验的数据库，为进行系统评价提供系统、全面和准确的原始资料。

（5）中国生物医学文献数据库（China Biology Medicine，CBM）　该数据库是由中国医学科学院医学信息研究所开发研制（http：//www.sinomed.ac.cn/zh/），收录了自 1978 年以来 1800 多种中国生物医学期刊、汇编、会议论文的文献题录 800 余万篇，年增文献 50 余万篇，每月更新，学科范围涉及基础医学、临床医学、预防医学、药学、中医学及中药学等生物医学的各个领域。

（6）中国知网（China National Knowledge Infrastructure，CNKI）　是目前最大的连续动态更新的中国学术期刊全文数据库（http：//www.cnki.net/），内容覆盖自然科学、工程技术、农业、哲学、医学、人文社会科学等各个领域，收录了自 1994 年至今国内出版的 8087 种学术期刊，300 所大学研究院所硕博士论文，1000 多种学术会议论文集和重要报纸文章。

（7）中文科技期刊数据库（VIP）　是重庆维普资讯有限公司推出的一种综合性科技期刊全文数据库（http：//lib.cqvip.com/ZK/index.aspx），收录了 1989 年至今 12000 余种中文科技期刊，文献总量 3000 余万篇，收录范围涉及社会科学、自然科学、工程技术、农业科学、医药卫生、经济管理、教育科学和图书情报八大学科领域。

（8）中国学术期刊数据库（China Science Periodical Database，CSPD）　是万方数据知识服务平台的重要组成部分（http：//www.wanfangdata.com.cn），收录了 1998 年至今 6000 多种期刊，基本囊括了我国所有科技统计源期刊和重要社会科学类核心期刊，涉及基础科学、医药卫生、哲学政法、社会科学等多个学科门类，是检索中文研究最重要的数据库之一。

（二）证据资源的选择标准

为了快速找到最佳证据用于临床决策，临床医生需充分了解各类证据资源的特点，选择最能帮助自己解决实际问题的常用数据库。在选择或评价循证医学证据资源时，McKibbon 列出了应遵循的如下四条标准。

1. 循证方法的严谨性

从循证方法来看，结论是否是基于当前最佳证据？给出推荐意见时，是否提供了相应的支持该结论的证据强度？是否给出了相应的临床适用条件？是否为读者提供了证据链接以方便阅读？

2. 内容的全面性和特异性

从专业内容来看，描述的内容是否覆盖了某一学科或专业领域？是否紧跟某一专业领域的最新进展？是否包含了某一类临床实践的具体问题类型（如病因、预防、诊断、治疗、预后等）？

3. 易操作性

证据资源的检索是否方便快捷？是否有详细的辅助检索信息？

4. 可及性

是否在任何场所均能很容易获取证据资源？费用能否承受？是否提供免费的信息资源？

二、证据的检索策略与步骤

1. 明确检索问题和需求

在临床实践中涉及的问题类型多种多样，通常可按照 PICO 模式（详见第二章）精心构建需解答的临床问题。明确问题来源和自己的信息需求有助于合理制定检索策略，以便更快更准地找到答案。

2. 选择恰当的数据库

随着信息资源的高速发展，数据库资源种类日渐增多、特点各异，能否从中恰当地作出选择将直接影响检索的效果。因此，检索前必须充分了解各数据库的专业范围、收录文献类型等情况，尽可能选择恰当的文献数据库，获得最有效的信息。

作为证据的使用者，在明确检索问题和需求之后，应按照前述 5S 模型的证据层级，优先从 Systems（通常比较缺乏）开始，依次检索 Summaries、Synopses、Syntheses 和 Studies 对应的证据资源。为了尽可能查全，在每个证据层级对应的多个数据库中可同时进行检索。一旦在某一层级证据资源中获得理想证据，就不再需要继续检索下一层级数据库。

3. 制定合理的检索策略

通过 PICO 构建临床问题后，可获得 P、I、C、O 相对应的检索词，将检索词进行合理搭配，确定检索词之间的逻辑关系和检索步骤，就形成了检索策略。在选择检索词时，既要重视对主题词的选择，也不能忽视自由词检索方式的应用。原则上优先选择主题词作为检索词，但检索者应熟悉数据库的主题词表，以确保获得最佳检索效果。当缺乏能确切表达的主题词时，可以选择自由词进行检索。采用自由词检索时，应注意尽可能选用国际上通用的习惯表达，避免冷僻词和自选词。

检索无定式。为了能快速、准确、全面地获得检索结果，常需根据检索策略进行预检索，浏览初步检索结果，并根据检索出的文献数量与检索目的的匹配情况对检索词进行调整、修正或限定检索范围，不断优化检索策略。

4. 评估检索结果

检索完成后，首先浏览文献的标题和摘要，判断检索到的结果能否回答提出的临床问题，删除肯定不相关的证据，导出可能相关及肯定相关的证据，最后提取出用于实践或决策的信息。

当发现检索结果不能解决问题时，需要分析原因，考虑是否需要对已检索过的数据库再次检索或重新选择数据库，或者依次往下选择低层级数据库查找。当检索量较大时，可以借助文献管理软件（如 EndNote）对检索到的题录或文摘信息浏览、去重、筛选和排序，提高文献管理效率。

5. 证据的应用与管理

获得最佳的证据是为了帮助临床医生更好地作出诊疗决策，但高质量的证据并不等于高质量的临床决策。在最佳证据的基础上，临床决策还必须考虑现有的临床环境和患者的意愿，不同经济水平的地区、不同价值观念的病人对证据的选择与使用有不同的看法和需求。因此，证据在临床实践中的应用必须与医生的临床经验与技能、现有的医疗资源、患者的接受程度等因素相结合，才可能获得预期的效果。

当然，临床医生在证据的使用过程中，也要善于追踪评价基于最佳证据作出的决策实施后的效果，及时总结经验和教训，从而不断提高诊疗水平。

三、证据检索示例

案例：一位 62 岁男性患者，有高血压病病史十余年，最近复诊，血压控制不良。患者没有心绞痛、心肌梗死、脑血管意外、快速性心律失常等病史。临床医生想要明确针对该高血压病病人血管紧张素转化酶抑制药（ACEI）是否比 β 受体阻滞药控制血压更有效？

1. 临床问题的提出与构建

首先，临床医生需要明确需解决的临床问题及问题类型，并思考这些问题有没有可能通过查找证据获得答案。

临床问题：老年高血压病患者，血管紧张素转化酶抑制药（angiotensin converting enzyme inhibitors，ACEI）是否会比 β 受体阻滞药控制血压更有效？

将该临床问题根据 PICO 模式进行分解（表 3-4）。

表 3-4　临床问题的构建

P:患者及问题	无冠心病、脑血管意外、快速性心律失常病史的老年高血压病患者
I:干预措施	血管紧张素转化酶抑制药（ACEI）
C:比较措施	β受体阻滞药
O:临床结局	降低血压

2. 选择数据库

按照"5S"模型，优先选择 Systems 层级的数据库，但目前 Systems 层级的数据库极少，也不够完善，我们可以依次往下选择 Summaries 类的数据库进行检索。如 Clinical Evidence、PIER、Best Practice、UpToDate 等。

3. 确定检索词和制定检索策略

（1）检索词　按照 PICO 对临床问题的分解，本案例检索可选择的检索词包括 senile hypertension、ACEI、Beta Blockers。

（2）检索策略　根据可采用的检索词"senile hypertension"、"ACEI"和"Beta Blockers"制定基本检索式为（senile hypertension）AND（ACEI）AND（Beta Blockers），并根据待检索的数据库特点作出相应调整。

4. 实施检索，判断检索结果

例如，选择 Best Practice 数据库进行检索。图 3-2 为 Best Practice 的检索界面，用户可以选择"输入关键词"和"按疾病浏览"进行检索。本例选择按疾病浏览方式查找"原发性高血压"（图 3-3），检索结果见图 3-4。用户可根据需要点击其检索结果界面上的精粹（小结、概述）、基础知识（定义、流行病学、病原学、病理生理学）、预防（一级预防、筛查、

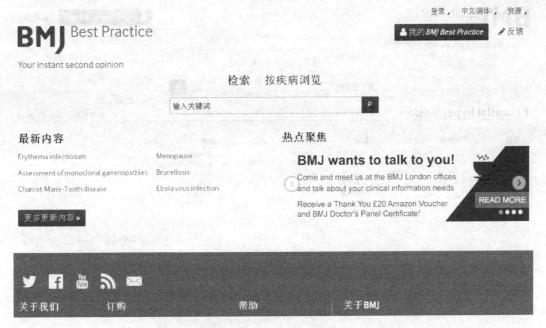

图 3-2　Best Practice 检索界面（按关键词检索方式）

二级预防）、诊断（病史和查体、检查、鉴别诊断、诊断步骤、诊断标准、指南、案例）、治疗（具体方案、治疗步骤、新疗法、指南、证据）、随访（建议、并发症、预后）、资源（参考文献、网络资源、患者教育）等进行检索，查找可能相关及肯定相关的证据，通过浏览全文，最终获得有价值的信息。

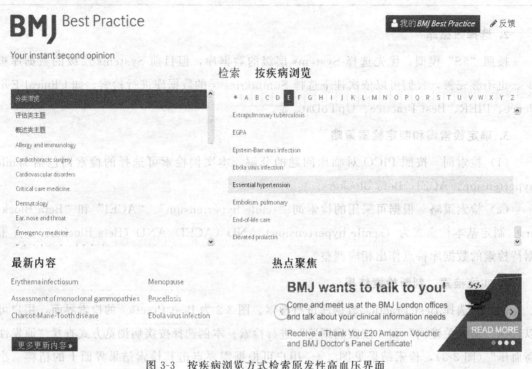

图 3-3　按疾病浏览方式检索原发性高血压界面

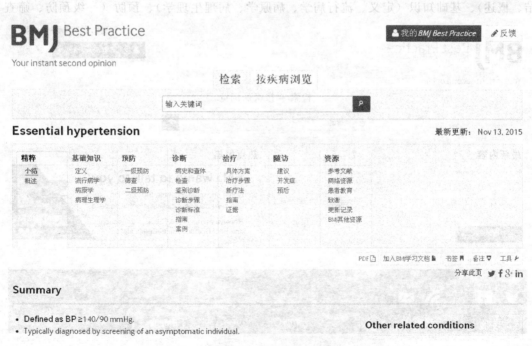

图 3-4　原发性高血压检索结果界面

如用户在该数据库中未浏览到合适的结果，可以继续更换其他高质量的数据库重新进行检索。

5. 应用临床证据

获得较为满意的证据后，临床医生需结合自己的临床经验、患者的意愿和具体的临床环境作出临床决策，制订恰当的治疗方案，并随访观察应用效果。

◀ 课 外 拓 展 ▶

1. 延伸阅读

课后阅读循证医学证据分级与推荐的演进，了解具有代表性的 11 个标准，熟悉牛津大学循证医学中心标准以及 GRADE 标准的具体细节，并思考其分级与推荐的基本原理、特点及其应用。

2. 实践训练

证据可以是肯定的、否定的，也可能是不确定的。何为不确定？如何客观评价证据的不确定？

（李凤华）

参 考 文 献

[1] 刘鸣. 系统评价、Meta 分析设计与实施方法. 北京：人民卫生出版社，2011.

[2] 王泓午. 循证医学. 北京：中国中医药出版社，2012.

[3] 李幼平. 循证医学. 北京：人民卫生出版社，2014.

[4] 王家良. 循证医学. 第 3 版. 北京：人民卫生出版社，2015.

[5] 唐金陵，王彬. 临床证据. 北京：北京大学医学出版社，2007.

[6] Cook D J, Mulrow C D, Haynes R B. Systematic reviews：Synthesis of best evidence for clinical decisions. Ann Intern Med, 1997, 126（5）：364-371.

[7] Woolf S H, Grol R , Hutchinson A, et al. Clinical guidelines：potential benefits, limitations, and harms of clinical guidelines. BMJ, 1999, 318（7182）：527-530.

[8] Haynes R B. Of studies, summaries, synopses, and systems：the "4S" evolution of services for finding current best evidence. Evid-based nurs, 2005, 8（1）：4-6.

[9] Haynes R B. Of studies, syntheses, synopses, summaries, and systems：the "5S" evolution of information services for evidence-based health care decisions. Acp J Club, 2005, 145（3）：a8-a9.

[10] Gordon G. An emerging consensus on grading recommendations? . Chin J Evid-based Med. 2006, 11（1）：2-4.

[11] Davidson K, Duer H J. Clinical Practice Guidelines. New York：Springer New York, 2013.

第四章
证据的质量评价

学习目的

1. 掌握证据评价的基本要素。
2. 熟悉证据质量的影响因素。
3. 了解证据的质量评价标准。

循证医学是遵循证据进行医学决策的科学，其最终目的就是要将高质量的证据用于实践、改善实践，以期获得最佳的实践效果。在信息时代，证据无疑是呈爆发式增长的，同时也是鱼龙混杂、良莠不齐的。因此，无论是证据的生产者还是证据的使用者，在纷繁复杂的证据信息丛林里，都需要关心两个问题：①如何找到我们想要的证据？②找到的证据是不是我们想要的？第一个问题，考察我们是否根据实践的需要构建了明确可回答的问题，并依此制定了合理的文献检索方案；第二个问题，考察我们面对找来的证据如何判断其质量的好坏。

由于证据包括原始研究证据和二次研究证据，限于篇幅，本章主要以原始研究证据为例，介绍其质量的评价。

第一节
证据质量评价的基本要素

证据是科学研究的结果。然而，即便是针对同一个主题的科学研究，仍然可能出现五花八门的研究结果。原因是多方面的，例如，研究者的水平差异；研究对象的来源和代表性不同；研究设计、实施、质量控制、数据分析等环节的不足或瑕疵，等等。首先应该明确的是，医学研究多数都是通过样本的结果去推断总体的特征，这种推断都会面临"犯错误"的可能，只是概率的大小不同而已。其次，医学研究结果是期望能解决具体问题的，其解决问题的能力是否足够？再者，医学研究结果通常是来自研究对象的平均效应，由于个体差异的始终存在，用平均效应去解决个体患者的问题有时候可能不一定奏效。

因此，在谈到证据的质量时，我们不仅要关注研究结果本身是否真实可靠，也要关注该研究结果的实际临床应用价值，同时还要关注其是否适合去解决某个病人的具体问题。从通俗的角度讲，所谓高质量的证据，就是"正确的"、"管用的"、"好用的"证据。用专业术语来表达，就是我们要努力将真实、重要、适用的证据用于指导具体的医疗实践和卫生决策。不论评价哪一种类型的临床医学证据（包括病因、诊断、治疗、预后等），都应综合考虑证据的真实性、重要性和适用性三个要素。

一、真实性

真实性是指研究结果或结论反映真实情况的程度，亦称有效性。一项研究的真实性好，意味着该研究获得正确结论的能力更强、把握更大。真实性分为内部真实性（internal validity）和外部真实性（external validity）。一般意义上的真实性，都是指内部真实性。内部真实性之所以称为"内部"，是因为一个研究结果一般适用于该研究中特定的研究对象，但不一定适用于其他人。

科学研究的首要目标，就是要尽可能获得正确的结果。从这个意义上讲，任何科学研究都是在和误差作斗争。误差主要有随机误差（random error）和系统误差（systematic error）两类。随机误差包括随机抽样误差和随机测量误差。随机误差虽无法避免，但可以通过增加样本含量或增加测量次数来进行恰当控制，以减少对研究结果的影响。系统误差（也叫偏倚，bias）则不然，在研究的全部环节，如设计、实施、测量、数据的收集、整理和分析等各个方面都可能发生偏倚。随机误差影响研究结果的精确性，而偏倚影响研究结果的内部真实性，故提高内部真实性的根本方法就是减少或控制研究中可能出现的偏倚。由于偏倚更容易发生在一个研究的方法学部分，因此，一项研究结果内部真实性的最核心决定因素是该研究的方法学质量。这也意味着，当我们评价某研究证据的真实性时，应重点关注该研究的方法学部分是否存在明显缺陷或不足。

一般而言，如果一个研究结果的内部真实性较差，意味着该结果"距离真实情况甚远"，因此也就没有后续应用的价值，故具有内部真实性是一个研究结果能够推广应用的必备条件。

当然，我们也必须承认，任何科学工作都不是完美无缺的，科学推论永远都存在不确定性，也就无法确切知道一项研究结果的真实性。但是，证据的不确定性不能成为我们无视现有证据的理由，而应在不断的完善过程中去无限接近真实的情况。

二、重要性

重要性是指研究结果是否具有实际应用价值。例如，某新药和某传统药物相比，能够平均多降低患者 2mmHg 的舒张压。即使该结果的真实性好，但由于降低的幅度不大，该新药在临床的使用价值尤其是替代某传统药物的价值可能是不大的。同理，某种新的诊断方法，其诊断能力如果仅比现有方法高不了多少，其临床使用价值必定是受到限制的。

循证医学特别强调采用客观量化指标来评价研究结果的临床意义。不同的研究类型（或问题类型），其评价的标准和指标是不同的。例如，诊断性试验可采用灵敏度、特异度、似然比、受试者工作特征曲线（receiver operating characteristic curve，ROC 曲线）等指标，判断和评价某种新诊断方法的实际应用价值。

为帮助临床医生快速、有效地判断研究证据的真实性和重要性，加拿大 McMaster 大学临床流行病学和统计学教研室的专家们从 1981 年开始系列发表了有关疾病病因、诊断、治疗和预后的评价标准。美国医学会杂志（Journal of the American Medical Association，JAMA）从 1992 年至 2002 年已发表了 26 种研究证据的评价原则，美国医学会（JAMA & Archives）已将其以手册和专著（Users Guides to the Medical Literature）形式于 2002 年发表，2008 年刊出第 2 版。

三、适用性

适用性（generalizability）又称为外部真实性（external validity）或外推性，是指一项研究的结论在多大程度上也适用于其他类似的情况。在实际研究环境中，由于经常会对研究对象进行各种限制，如性别、年龄、病情、病程、合并症等，因此所获结果在应用于其他情况时可能会受到一定程度的制约。例如，美国进行的退伍军人高血压病治疗效果的临床试验，研究对象为 143 例 30～73 岁退伍军人，平均舒张压 115～129mmHg，均无高血压并发症，采用随机分组、双盲观察的研究设计，研究对象自始至终配合很好。结果显示，采用氢氯噻嗪和利血平联合用药的试验组能明显降低心、脑、肾等并发症，与对照组比较差异有统计学意义。由于研究过程采取了其他防止偏倚发生的一些措施，因此该研究结论的内部真实性是较好的。但是，该研究结论对女性和非退伍军人是否有效？对舒张压＞130mmHg 和已有高血压并发症的患者是否有效？显然，该结论难以回答这样的问题。再如，多中心 RCT 和系统评价均证实使用 β 受体阻滞药对心力衰竭患者有益，但若你接诊的心力衰竭患者合并有支气管哮喘，且近期频繁严重气喘发作，是否应该立即使用 β 受体阻滞药就需要仔细权衡其利弊，而不能盲目采用文章的结论。

另外，在考察证据的适用性时，还需关注医院的环境（是否具有实施证据所必需的设备、技术等）、患者的价值观（是否愿意接受）及其生活经济水平（有无能力承受）等情况。因为这些情况的存在，均会对证据能否最终得到使用产生很大的影响。

总之，在具体的临床工作中，即使是真实且具有重要临床价值的研究证据，在用于所面对的具体患者之前，仍需认真比较患者与研究证据中的研究对象在性别、年龄、合并症、疾病严重程度、病程、依从性、社会因素、文化背景等方面的差别，综合患者的具体情况和其他影响因素作出合理的决策与安排。

证据质量的影响因素

毋庸置疑，我们正处于一个信息爆炸的时代。据统计，全球医药类期刊3万余种，每年发表论文数百万篇。显然，在海量信息中系统、全面而又快速、有效地获取所需要的医学研究文献，同时掌握阅读和评价医学研究文献的基本原则和方法，从而筛选出真实的、重要的研究证据应用于医学实践，是每一个决策者进行高质量决策时应具备的基本能力和素质。

证据是生产出来的，换句话说，证据也是一个产品。因此，证据在生产的过程中，难免会受到各种因素的影响而出现瑕疵，即生产出来的证据可能会不真实。从科学研究的角度来讲，一个证据的生产过程包括"研究设计—实施—质量控制—数据收集与分析—报告结果—作出结论"等环节，因而任何一个环节存在缺陷或不足，均可导致研究结果出现偏差。由于内部真实性是任何一个证据能否得到应用的首要前提，因此，本节以临床研究为例，主要从影响证据内部真实性的角度出发，从研究设计环节、研究实施环节和结果报告环节分别对证据质量的影响因素进行阐述。

一、研究设计环节

研究设计环节是保障研究结果真实可靠最重要的环节，同时也是最容易出现问题的环节。研究证据的真实程度，与所采用的研究设计方案关系极大。例如，关于疾病的治疗研究，随机对照试验（randomized controlled trial，RCT）设计优于非随机对照试验和其他观察性研究设计；关于疾病的危险因素研究，队列研究设计优于病例对照研究和横断面研究设计。因此，如果所选择的研究设计方案不是最优类型，即便实施过程做得再好，其所获结果的真实性都是可能受限的。例如，一个关于某治疗措施效果的研究，可以做RCT设计但却采用非RCT设计，研究对象在分组后可能存在基线特征的较大差别（例如患者的病情轻重），其研究结果将无法真实反映出治疗措施的实际效果而导致出现有偏的结论。

当然，任何研究设计都是利弊共存的。RCT虽是干预研究的首选研究设计方法，但因其实施时质量控制要求严格，常需耗费较大的人力、物力和财力，可行性较差。回顾性研究或观察性研究虽容易受到各种偏倚的影响，导致其结果的真实性不及前瞻性或试验性研究，但可行性好，如果研究者能在设计、实施和数据处理过程中采取恰当措施有效控制偏倚，其结果仍然具有重要意义或价值。流行病学发展史上著名的"吸烟与肺癌的关系"、"反应停与短肢畸形的关系"等观察性研究就是典型实例。因此，围绕明确的研究目的，兼顾科学性（熟悉不同研究设计的优缺点、注意控制偏倚等）和可行性（研究者对科研的驾驭水平、可协调和掌控的资源、医学伦理学的要求等），是选择恰当研究设计的基本原则。

二、研究实施环节

医学研究在确定科学可行的研究设计后，需按照研究方案纳入研究对象、选择测量指标、收集有关资料、进行数据分析。研究实施环节的影响因素众多，有可控的因素，也有不可控的因素，这些因素均会对研究结果的真实性造成或大或小的影响。

1. 研究对象的纳入

医学研究多数都是通过样本的信息去推断总体的特征。例如实施 RCT，常需招募一定数量的研究对象，根据该样本获得的结果形成一个结论。就 RCT 而言，研究对象常常通过以下环节影响结果的内部真实性。①诊断标准：凡纳入研究的对象，首先要有明确的诊断标准，否则就无法清晰判断某个研究对象是不是患有目标疾病。②纳入标准及排除标准：通过设置恰当的纳入及排除标准，使研究对象具有一定的同质性，减少其他非研究因素对结果的影响，例如纳入乙型肝炎患者时排除同时罹患丙型肝炎的患者。③随机分组：如能对纳入的研究对象进行随机分组，将使各组的研究对象在某些重要特征方面具有可比性，例如年龄、性别等。④样本含量：足够的样本含量是进行可靠统计推断的基础，若样本例数不够，受机遇影响的程度较大，常常达不到所需的检验效能，从而出现假阴性错误。另外，两样本例数相差悬殊时也会使检验效能降低。⑤依从性：指患者执行医嘱的程度。良好的依从性不仅有利于干预措施的规范执行，而且可以有效减少研究对象的失访。若研究对象失访率较高（例如超过 20%），可能导致失访偏倚，从而影响研究结果的真实性。

2. 观察结局的选择

为测量实验效应，临床研究中常需选择恰当的观察结局（指标）。观察结局（指标）可以是死亡、残疾、痊愈等临床终点事件，也可以是某实验室检查或影像学检测结果。观察结局（指标）的选择对于研究结果的内部真实性具有重要影响。相对而言，诸如死亡、残疾此类临床终点事件的判断客观性较强，不易出现偏差，而实验室或影像学检查的结果，常会受到指标本身的稳定程度（如某些指标受环境影响造成波动或变化）、指标的特异性（如多种疾病都可出现某同一结局）、检测方法的特点（如灵敏度或特异度）等方面的影响，导致不能反映真实情况。此外，影像学资料（X 线片、超声图像、血象及骨髓象等）在疾病不典型的情况下易发生判断上的偏差。因此，在选择观察结局（指标）时，应尽量选择客观的、容易准确测量的结局或指标，以提高研究结果的内部真实性。

当然，在设计了合理的结局（指标）后，在实施过程中，应通过提高依从率、减少失访率获得真实可靠的、能反映预期目标的数据或信息。

3. 资料数据的收集、整理

在资料数据收集、整理的过程中，首先必须强调实事求是和科学严谨的态度。研究者应按照设计方案的要求如实地测量结果、收集数据，绝不能人为取舍结果或捏造数据；其次，在测量结局（指标）时，应选择精密的仪器设备、可靠的试剂或方法；再次，为了避免或减少主观因素对数据收集造成的影响，应尽量使用盲法进行指标的测量或数据的收集，使用平行双人录入法进行数据的录入。

三、结果报告环节

在实际临床研究中，结果报告常常包括四个方面：①基线资料的比较；②测量结果的一致性分析；③依从性或随访率的报告；④效果及不良反应的统计学处理。

基线资料（除研究因素以外的其他因素）的比较，其目的在于考察分组后组间特征的可比性。例如，就 RCT 而言，尽管通过随机方法进行了分组，但仍需进行基线资料的均衡性检验，以考察分组后组间特征的可比性。如可比性较差，研究结果可能会受到某些基线特征的潜在影响从而导致结果不真实。

测量结果的不一致，可能影响研究者对结果的取舍，因此也会在一定程度上影响研究结果的真实性。在临床工作中，即使在医疗水平、仪器设备、检查方法等因素基本相同的情况下，不同研究者对临床症状、检查结果、疾病诊断等仍可能出现判断不一致的情况。而且，即便是同一研究者，两次阅读同一张 X 线片给出的结论也可能不一致。针对此种情况，常需进行观测间的一致性检验，以判断结果一致性的程度。例如，Kappa 值作为评价一致性程度的指标，已在临床研究中得到了广泛的应用。Kappa 值越大，说明结果判断的一致性越高，其结果受到机遇因素影响的可能性就越小。

研究对象的依从率和（或）随访率较低，不仅直接影响结果的完整观察，也会在一定程度上破坏分组随机化的效果。例如，患者未按时按量服药，可能不易出现预期的结局；患者失访或退出试验，如果比例较大可能破坏原有的组间均衡，从而产生选择偏倚。

在最后评价效果和不良反应时，应依据不同的研究目的、研究设计类型和资料变量的性质与分布类型采用恰当的统计方法。统计方法如果选择错误，将可能直接导致分析结果的错误。必须强调的是，不同的统计方法各有其使用前提和适用范围，切不可盲目套用和滥用。另外，对于可能受到潜在混杂因素影响的数据，除了单因素分析外，还应考虑通过匹配、分层、多因素分析等方法对某些指标进行校正，以获得更趋向真实情况的结果。

第三节

证据质量的评价标准与工具

在运用证据进行决策的过程中，当我们围绕某个问题找来证据，可能会发现这个证据是不真实的；即便是真实的，又可能会发现这个证据是不重要的；即便既真实又重要，最后仍可能发现这个证据对于我们的患者是不适用的。因此，任何证据在应用之前均需从真实性、重要性和适用性三个方面进行考察，使基于证据的决策能最大限度地达到最优。

一、证据质量的评价标准

临床证据的类型不同，其真实性、重要性和适用性的评价标准也不一样。现以临床常见的病因、诊断、治疗、预后四种证据类型为例，简要介绍其真实性、重要性和适用性的评价标准，具体评价细节详见实践篇中的有关内容。

1. 病因证据

病因，或称致病因素（etiological factor），是指作用于人体后在一定条件下可导致疾病发生的外界客观存在的物理、化学、生物和社会等有害因素，或人体本身的不良心理状态及遗传缺陷等因素。广义的病因也称为危险因素（risk factor），泛指能使疾病发生概率增加的任何因素，如年龄、性别、营养状况、不良生活行为方式等。

由于病因多为有害暴露，故病因方面的研究多采用观察性研究设计，如队列研究、病例对照研究和横断面研究。病因证据的质量评价标准见表 4-1。

表 4-1　病因证据的质量评价标准

要　素	条　目
真实性	1. 除暴露的危险因素不同外,研究的两组间其他重要特征在组间是否可比？ 2. 观察组和对照组的暴露因素、结局测量方法是否一致？结果测量是否客观或采用盲法？ 3. 是否随访了所有纳入的研究对象,随访时间是否足够长？ 4. 研究结果是否符合病因的条件：①病因证据因果效应的先后顺序是否合理？②病因与疾病之间是否存在剂量-效应关系？③病因证据结果是否符合流行病学规律？④病因致病的因果关系是否在不同的研究中反映一致？⑤病因致病效应的生物学依据是否充分？
重要性	1. 病因与疾病之间的因果相关强度有多大？ 2. 因果相关强度的精确性如何？
适用性	1. 当前患者是否与病因证据研究对象特征类似？研究结果是否可应用于你的患者？ 2. 终止接触危险因素对你的患者利弊权衡如何？当前患者的价值观和期望值如何？

2. 诊断性试验证据

诊断性试验（diagnostic test）是指用于诊断疾病的实验和方法、临床资料、实验室检查、影像诊断技术及各种诊断标准等。诊断性试验主要用于考察某诊断方法的诊断价值以及在多种诊断方法中进行择优选择。诊断性试验证据的质量评价标准见表 4-2。

表 4-2　诊断性试验证据的质量评价标准

要　素	条　目
真实性	1. 研究对象的代表性如何？是否包括适当的疾病谱？ 2. 是否所有研究对象均接受了金标准检测？ 3. 是否将诊断性试验与金标准进行了独立、盲法的比较？

要　素	条　目
重要性	1. 试验的准确性如何？ 2. 能否确诊或排除诊断？
适用性	1. 诊断性试验能否在本单位开展并进行正确的检测？ 2. 能否合理估计当前患者的验前概率？ 3. 验后概率是否有助于对患者的处理？

3. 治疗证据

考察疾病防治效果和安全性的研究称为治疗性研究，作为其研究成果的临床证据称为治疗证据。治疗证据的质量评价标准见表 4-3。

表 4-3　治疗证据的质量评价标准

要　素	条　目
真实性	1. 研究对象是否进行随机化分组？除试验措施外，不同组间接受的其他处理是否一致？ 2. 分配方案是否进行了隐藏？ 3. 试验开始时试验组和对照组的基线可比性如何？ 4. 对研究对象的随访是否完整？随访时间是否足够？ 5. 统计分析是否按照最初的分组进行？ 6. 对研究对象、研究执行者和资料分析者是否采用盲法？
重要性	1. 如何评估治疗措施的效果？ 2. 如何评估治疗措施效应值的精确度？
适用性	1. 你的患者与研究证据中的受试者有无较大差异？研究结果是否可用于你的患者？ 2. 治疗性证据的可行性如何？ 3. 获得治疗措施效果的医疗条件如何？即治疗措施在你医院能否实施？ 4. 防治措施对患者的利与弊如何？ 5. 患者及其亲属对治疗结果和治疗方案的价值观与期望是什么？

4. 预后证据

预后研究（prognosis study）是关于疾病发生后出现各种结局的概率及其影响因素的研究，预后因素是指影响疾病结局的一切因素。预后因素多种多样，包括筛检、早期诊断、治疗方式、疾病的特征、患者的行为等，可影响到疾病发展的全过程。预后证据的质量评价标准见表 4-4。

表 4-4　预后证据的质量评价标准

要　素	条　目
真实性	1. 样本代表性以及随访开始时起点状态相同； 2. 随访足够时间以及随访完整性； 3. 结果评价标准是否客观； 4. 对重要混杂因素进行校正等。

要　素	条　目
重要性	1. 是否报告了整个病程的预后结局,而不是某一时点的结局? 2. 预后研究结果发生可能性的精确度如何,即是否报告了预后结局的95%可信区间?
适用性	1. 文献中的患者与当前患者的比较; 2. 研究结果是否能改变对患者的治疗决策和能否向患者及其家属解释?

二、证据质量的评价工具

毫无疑问,具有良好的真实性是任何证据能得以应用的前提。前述不同类型证据的真实性评价标准和内容,都基于最好的研究设计。例如,治疗证据真实性评价标准和内容是基于RCT这一最好的治疗研究设计而提出的。但实际上,回答同一类型问题的研究设计可有多种选择。例如,回答"某药物治疗某疾病的效果到底如何"这一问题,既可采用RCT这一类的实验性研究,也可采用队列研究这一类的观察性研究。显然,对于不同的研究设计应有不同的方法学质量评价内容。为方便用户对不同研究设计的方法学质量进行评价,国外开发了一系列的评价工具。近年来,此类评价工具发展更新很快,既有针对原始研究证据的,也有针对二次研究证据的。另外,不同的学者有不同的评价角度和评价重点,使得同一类型的证据可能有多种质量评价工具。

就原始研究证据而言,目前常用的方法学质量评价工具见表4-5。

表4-5　原始研究证据常用的方法学质量评价工具

原始研究证据类型	评　价　工　具
随机对照试验(RCTs)	• Cochrane风险偏倚评估工具 • Jadad量表
非随机试验研究	• MINORS条目(methodological index for non-randomized studies):特别适用于外科非随机对照干预性研究 • Reisch工具
诊断性试验	• QUADAS工具(Quality Assessment of Diagnostic Accuracy Studies) • Cochrane DTA工作组标准(Cochrane Diagnostic Test Accuracy Working Group)
观察性研究	• NOS量表(the Newcastle-Ottawa Scale):队列研究(cohort study)和病例对照研究(case control study) • CASP清单:队列研究和病例对照研究 • AHRQ横断面研究评价标准(Agency for Healthcare Research and Quality)
动物实验	• STAIR清单(the initial Stroke Therapy Academic Industry Roundtable)
经济学研究	• Drummond标准 • QHES评分系统(Quality of Health Economic Studies)

在以上列举的评价工具中,Cochrane偏倚风险评估工具是由Cochrane协作网的方法学家、编辑和系统评价员基于共识提出并设计的,也是Cochrane手册推荐的专门针对RCT方

表 4-6 Cochrane 偏倚风险评估工具中偏倚风险的评估准则

偏倚类型	偏倚风险评估等级		
	低风险偏倚	高风险偏倚	不清楚
选择偏倚 随机序列的产生	研究者在随机序列产生过程中有随机成分的描述，例如：利用随机数字表；利用电脑随机数字发生器；抛硬币；密封的卡片或信封；抽签	研究者在随机序列产生过程中有非随机成分的描述，例如：奇偶数或出生日期；入院日期（或周几）；医院或诊所的记录号。或直接使用非随机分类法分类，如依据以下因素分组：医生的判断；病人的表现；实验室或一系列判断的可及性	无无足的信息判定为以上两种或等级
分配隐藏	因为无法预测分配的结果，受试者和研究者无法预见到随机（包括基于电话、网络和中央药房控制的随机）；有相同外观的随机序列药箱；有编号或不透明的、密封的信封	受试者和研究者有可能预测分配结果，如基于以下或开放的随机分配序列；分配信封无合适的保障（如没有密封、透明、不是隐藏的非隐藏程序）；交替交换循环；出生日期；病例号；任何其他明确的非隐藏程序	无无足的信息判定为以上两种或等级
实施偏倚（研究者和受试者施盲）	无盲法或不完全盲法，结局指标不太可能受盲法缺失的影响的研究人员设盲	盲法或未完全盲法，但结局可能受盲法缺失的影响；对受试者和负责招募的研究者或结局的盲法受盲法缺失的影响	无无足的信息判定为以上两种；未提及
测量偏倚（研究者结局盲法评价）	未对结局进行盲法评价，但综述作者判定结局指标的测量不太可能受盲法缺失的影响，且未太可能被破盲	未对结局的盲法评价，但可能受盲法缺失，且结局的测量可能受盲法缺失的影响	无无足的信息判定为以上两种；未提及
随访偏倚（结果数据的完整性）	结局无数据缺失。结局与真值相关，缺失的原因不太可能与真实结局相关，且不平衡，且原因类似；对二分类指标，结局缺失比例相对于观察到的事件数不足以确定其对干预效应的估计有临床相关的影响；对于连续结局指标，缺失的效应大小以对观察到的影响，不足以确定其对观察到效应大小以临床相关的影响；缺失数据用合适的方法作了填补	结局指标缺失的原因可能与真值有关，且缺失比例或缺失原因在组间不一致；对二分类指标，结局缺失比例相对于观察到的事件有关，缺失事件的效应大小足以引入临床相关的效应；对于连续结局指标，缺失数据相关的偏倚，缺失数据引入足以引入临床相关的效应；缺失数据并未当作"治疗"策略未分析；应用"当作治疗"策略未分析时不合适的方法填补	报告里对随访判断为以上两种和等级；不提及
报告偏倚	可获得研究方案，所有关心的预先申明的结局都已报告；研究方案不可得，但发表的报告包括了所有期望的结果，包括那些预先申明的	并非所有预先申明的主要结局都已报告了；一个或多个主要结局使用了未事先申明的测量指标，方法或子数据集；一个或多个主要关注的事先申明，综述研究关注的一个或多个主要结局报告未完全，无法纳入 Meta 分析；研究未报告期望的主要结局	无无足的信息判断为以上两种和等级
其他	没有明显的其他偏倚	存在着与特定研究相关的潜在偏倚；有作假偏；研究设计相关的偏倚；其他问题	偏倚风险；无充分的理由会引入偏倚；表明现有证据存在是否存在

法学质量进行偏倚风险评估的工具。该工具结构清晰、方便易用，主要从选择（随机序列产生和分配隐藏）、实施（对研究者和受试者施盲）、测量（研究结局盲法评价）、随访（结局数据的完整性）、报告（选择性报告研究结果）及其他（其他偏倚来源）六个方面总计 7 个条目对偏倚风险进行评价。对每个条目依据偏倚风险评估准则作出"低风险偏倚"、"高风险偏倚"和"不清楚"的判定结果（表 4-6）。

Cochrane 协作组织提供的 RevMan 软件内置了 Cochrane 风险偏倚评估工具，并可提供可视化的结果。图 4-1 展示的便是 Cochrane 系统评价手册里提供的风险偏倚评估结果的示例图。图中可用不同的颜色及符号（"＋"、"－"、"?"）来分别表示"低风险偏倚"、"高风险偏倚"和"不清楚"。

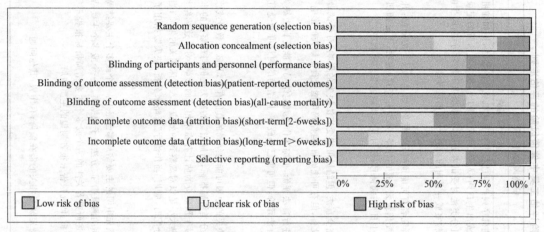

(a)

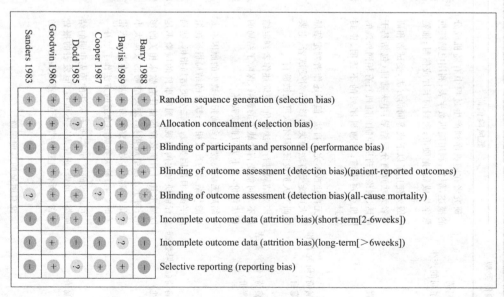

(b)

图 4-1　Cochrane 风险偏倚评估结果的示例

如表 4-6 所示，在评价选择偏倚时，通过"随机序列的产生"和"分配隐藏"两个方面进行。其中，在"随机序列的产生"中，如果研究者在随机序列产生过程中有随机成分的描述（例如利用随机数字表、电脑随机数字生成器、抛硬币、密封的卡片或信封、抽签等），可认为该研究存在选择偏倚的风险较低（低风险偏倚）。如果研究者在随机序列产生过程中有非随机成分的描述（例如随机数的产生通过奇偶数或出生日期、入院日期、医院或诊所的记录号），或者直接用非随机分类法对受试者分类（例如依据医生的判断、病人的表现、实验室或一系列的检测、干预的可及性），可认为该研究存在选择偏倚的风险较高（高风险偏倚）。

需特别指出的是，以上提及的各种评价标准和条目仅针对研究者在文献中的相关描述内容进行，研究者是否在研究的过程中真正实施或落实上述条目，尚无更好的方法进行判断。不过，随着临床试验透明化的推动以及评价标准的不断发展，相信针对研究证据方法学质量的评价工具也会得到进一步的丰富与完善。

◀ 课 外 拓 展 ▶

1. 延伸阅读

为了使临床证据质量得到有效保障，国际上除了不断发展新的临床科研方法外，还大力呼吁并推动"临床试验透明化（clinical trial transparency）"。它是指从研究开始招募第一个受试者之前公开临床试验的所有信息，包括研究者信息、负责和实施单位、资金来源、研究目的、研究设计方案、观察对象的纳入与排除标准、研究实施过程中存在的问题及质量控制措施、分析方法和结果等，并保证其真实、科学和完整，且可溯源，公众能在开放的数据库免费获取临床试验的相关信息。临床试验透明化的内容包括临床试验注册（clinical trial registration）和准确、完整、透明地报道临床试验研究方案和结果。通过这一做法，使临床试验的过程及其结果接受公众监督，将大大减少人为造假和选择性报告结果的情况发生。有兴趣的读者可检索该主题的相关文章，或登录相关网站做进一步的了解。

2. 实践训练

读者可根据个人兴趣，从国内不同级别杂志上下载某一主题的文献，尝试从真实性、重要性和适用性的角度进行证据的质量评价。

（黄鹏　王海清）

参 考 文 献

[1] Falck-Ytter Y, Guyatt G H. Guidelines: Rating the Quality of Evidence and Grading the Strength of Recommendations. New York: Springer New York, 2012.

[2] Atkins D, Eccles M, Flottorp S, et al. Systems for grading the quality of evidence and the strength of recommendations I: Critical appraisal of existing approaches The GRADE Working Group. BMC, 2004, 4 (1): 169-173.

[3] David A, Dana B, Briss P A, et al. Grading quality of evidence and strength of recommendations. BMJ, 2004, 328 (7454): 1490.

[4] Trinder L, Reynolds S. Evidence-based Practice: A Critical Appraisal. Oxford: Blackwell publishing, 2000.

[5] Elwood M. Critical appraisal of epidemiological studies and clinical trials. 2nd edition. London: Oxford University Press, 1998.

[6] Godlee F. Clinical Evidence: A compendium of the best available evidence for effective health care. London: BMJ Publishing, 1999.

[7] Joan V, Bert A, Karin H, et al. A systematic review of appraisal tools for clinical practice guidelines: multiple similarities and one common deficit. Int J Qual Health C, 2005, 17 (3): 235-242.

[8] Guyatt G, Rennie D, Meade M, et al. Users' guides to the medical literature : a manual for evidence-based clinical practice. 3rd edition. New York: McGraw-Hill Education, 2015.

[9] 李幼平. 循证医学. 北京: 人民卫生出版社, 2014.

[10] Greenhalgh T. How to read a paper: the basics of evidence-based medicine. 5th edition. London: BMJ Books, 2014.

第五章
证据的应用和效果评价

学习目的

1. 掌握影响证据应用的因素。
2. 掌握证据应用的个体化和利弊评估。
3. 熟悉医患决策共同体的构建。
4. 熟悉证据应用的效果评价。

循证医学始终强调要遵循现有最佳的证据进行医学实践或决策，但现有最佳的证据是否存在并非我们唯一关注的因素。事实上，现有最佳的证据能否得到应用、在多大程度上得到应用、能否获得预期效果，才是循证实践和决策的最终落脚点与归宿。

第一节
证据的应用

临床医生在应用证据前常常需考虑：①现有最佳的证据是否适用于我的个体患者？②哪种治疗方案最符合患者特定的价值观和意愿？③如何帮助患者参与治疗决策？④围绕患者的具体情况，如何制定合理的治疗方案？⑤如果患者不接受当前的治疗方案，有无适宜的替代方案？⑥将该证据用于我的患者时如何把握好尺度？等等。概括来说，影响证据应用的因素主要包括三个方面：患者是否适合已有证据的使用，即证据应用的个体化；证据的利弊是否已得到充分的评估，即证据利弊的权衡；患者是否愿意接受证据并与医生形成诊治同盟，即决策共同体的构建。

一、证据应用的个体化

证据的生产，是从个体到一般，是归纳的过程；证据的应用，是从一般到个体，是演绎的过程。循证医学所指的证据大都直接来自于临床的研究结果，尤其是关于干预研究的证据多来自于随机对照试验（randomized controlled trial，RCT），使得其内部真实性相对其他来源的证据更优，而基于这些研究进行的系统评价又进一步提升了证据的质量级别。尽管通过归纳获得的高质量证据更有利于临床实践和决策，但由于这些证据都是从有限的研究对象中获得的平均效应，在用于患者时常由于个体差异而出现不同的治疗效应。因此，在应用证据时，必须遵循个体化的原则和方法，有的放矢，充分考虑患者的个性特征，方能获得最佳的治疗效果。

1. 生物学依据

科学的临床试验证据能否应用于个体患者的实际诊治，首先应该考虑其生物学的依据。药物的治疗效应，从生物学机制上是作用在哪个环节？为何有效或无效？不良反应是如何发生的？回答这些问题均需要生物学依据。例如在感染性疾病的治疗方面，同一种有效的抗生素治疗同一细菌所致的感染性疾病，敏感菌株与耐药菌株就会呈现出不同的治疗效果，这就涉及抗生素作用于有关菌株的生物学机制。在不同人种或不同民族往往也有着某些生物学方面的差异。例如，黑人的高血压发病率较其他人种高且危害重，临床证明有效的治疗高血压的药物如 β 受体阻滞药、血管紧张素转化酶抑制药，对黑人的治疗效果较差；血管紧张素转化酶抑制药引起的血管性水肿显著，较其他人种的发生率高。

2. 病理生理学特点

患者的病理生理特点，同样会影响到证据的恰当应用。例如，2003 年在我国流行的严重急性呼吸道综合征（severe acute respiratory syndrome，SARS），部分中毒症状及肺部损害明显、呼吸功能明显障碍者，适时、适量地应用肾上腺皮质激素治疗，取得了较好的临床效果，然而，对于那些中毒症状以及肺部损害不重、呼吸功能影响较轻的患者，应用激素则应慎重，以避免带来不良的后果。临床研究中，尤其是随机对照试验（RCT），为排除其他因素对疗效的干扰，受试对象常常被"纯化"，导致样本的代表性不佳，因而即使是最佳证据，当面对病情较复杂的患者（如病情较重或有其他并发症），该证据的适用性可能也会大受影响。

3. 社会心理及经济特征

患者在社会心理和经济特征方面可能具有较大差别，医生在应用证据时应予以高度关注。例如，同样是抑郁症的两个患者，其中一个缘于工作压力大无法适应竞争，另一个缘于长期遭受家庭暴力，如果医生忽略了两个患者的不同社会心理背景，就无法进行针对性的治疗和干预；再如，由于社会地位和经济条件的差异，不同患者的患病体验、患病行为和健康信念也大不相同，其求医行为、遵医行为将直接影响证据的应用及效果。因此，在应用最佳证据的时候，即使某些有效的诊疗措施符合患者的病情实际，还要考虑患者个人的社会心理和经济方面的特征。

循证医学的证据与个体化治疗之间不是矛盾对立的，而是相互促进的。进行个体化治疗前，如对循证医学的证据事先充分了解，可以减少个体化治疗的盲目性和随意性；同理，对尚无确切证据、个体差异明显的患者所实施的探索性治疗，又将是对循证医学证据的有效补充。

当然，我们也必须认识到，个体化治疗具有一定的相对性。首先，个体化治疗常常受制于临床医生的经验，在实际工作中不易得到落实；其次，循证医学的证据常常滞后于临床问题的出现，无法满足个体化治疗的需求；再次，患者的病情是发展变化的，常常具有不确定性，从而使个体化治疗难以把握其具体尺度。

二、证据利弊的权衡

证据常常都是利弊共存的。循证医学的最终目标，就是要将利大于弊的、符合经济学考虑的证据用于临床实际。所谓利大于弊，指的是对患者拟用的诊疗措施其临床意义应显著，且为患者带来的利益要多于弊端。因此，在对患者决策采取何种诊疗措施时必须进行利弊的权衡，充分考虑所采取的措施将对患者具体有哪些益处，又有哪些不良反应，只有利大于弊的措施才能被采用。

所谓利，指的是某种措施或方法具有的临床意义或价值，其可以通过量化指标来反映。例如，在治疗方面，可使用治愈率（cure rate）、有效率（effective rate）等指标来反映治疗措施的作用和效果。所谓弊，指的是某种措施或方法对患者产生的损害或不良影响。在临床上，主要是指药物的不良反应（adverse drug reaction，ADR）。为了尽量减少弊带来的影响，临床医生需要关注不良反应及其严重程度、重要事件（如致残、致死）的发生率等信息。

以治疗性研究为例，有以下指标可以帮助进行利弊的量化和比较：①多获得1例有利结果需要防治的病例数（number needed to treat，NNT），指对患者采取某种防治措施，比对照组多获得1例有效需防治的病例数。NNT越小，说明防治效果越好。②多发生1例不良反应需要防治的病例数（number needed to harm，NNH），指对患者采取某种防治措施，比对照组多出现1例不良反应需防治的病例数。NNH越小，说明不良反应越大。③利弊比（likelihood of being helped versus harmed，LHH），它反映了治疗措施给患者带来的益处与危害的比例，通常用1/NNT与1/NNH的比值表示。LHH大于1，说明利大于弊；反之，则弊大于利。在循证医学实践中，临床医生应熟悉上述有关指标的内涵和应用，同时结合临床实际，通过分析利弊的程度来决定是否采用获得的证据。

三、决策共同体的构建

实现循证决策（evidence-based decision-making），除了关注证据本身和患者特征，尚需医生与患者形成诊治同盟，换言之，医患双方构建决策共同体，即共同参与诊疗方案的制订，共同完成决策的形成和实施。其目的是获得患者的理解、支持与配合，使基于现有最佳证据制定的诊疗方案能最终得到有效的应用。在传统的医学模式中，常常是医生独自评判诊疗方案的利弊并直接做出安排，患者及其家属并未或较少参与决策。由于缺少医患双方价值观的沟通和交流，即便决策本身没有任何问题，也难免影响医患关系，影响患者在诊疗过程中的依从性，最终影响诊疗的效果。因此，在循证决策中，医生应运用专业知识客观地向患者及其家属介绍、分析各种诊疗方案的利弊，推荐最科学合理的证据，充分尊重患者的价值取向和意愿，并结合具体的医疗环境及条件做出最佳的决策。

1. 充分尊重患者的价值观

所谓价值观（values），是指个人对客观事物及对自己的行为结果的意义、作用、效果和重要性的总体评价，是推动并指引个人采取决定和行动的原则与标准。毫无疑问，只有患者自己最清楚自身对疾病、行为习惯、价值取向、选择偏好和风险的认知及态度。患者也只有在充分知情的情况下，才能对自身疾病的诊疗方案做出选择，才能主动参与医疗决策，取得最佳的治疗效果。

患者与医生的价值观可能存在较大差异。在临床实践中，有时医生认为重要的结果，患者可能认为无关紧要。即便是在具有同样病情的患者之间，其价值观也可能不同。因此，在制定诊疗方案时，医生需要关注患者的患病经历和体验，尽可能为患者提供多种诊疗方案以及费用、利弊等方面的详细信息，特别是当诊疗方案可能严重影响其生活质量时，更应强调患者的价值观，充分体现其自主选择权。

例 5-1：关于心房纤颤是否服用华法林的问题，Devereaux 及其同事调查了 63 名医生和 61 名患者。问题是：100 名患者中出现多少例严重消化道出血事件，您仍愿意服用或让患者服用华法林以预防 100 名患者中的 8 次脑卒中事件？调查结果显示，虽然使用华法林难免会导致患者长期定量口服维生素 K、监测血液抗凝功能并增加小出血或大出血的风险，但大多数患者比医生更担心发生脑卒中，认为华法林带来的益处大于其带来的风险和不便，愿意接受 22％的出血风险以降低 8％的脑卒中风险，故几乎所有脑卒中高危患者都选择服用华法林；而仅有少数医生同意患者服用华法林。尽管该研究存在样本量小和选择性偏倚的问题，但其结果提示为了确保临床决策符合患者的价值观，有必要让患者参与临床决策。

例 5-2：周围深静脉血栓有 2 种治疗方法——溶栓酶加肝素和只用肝素。据报道，溶栓酶加肝素增加中枢神经系统出血从而增加死亡风险，但能减少静脉炎后的综合征。过去很多治疗方案不考虑患者意愿，倾向于采取溶栓酶加肝素疗法。调查 36 位患者对治疗方案的选择时，所有患者都愿意只用肝素，即宁愿冒静脉炎后综合征的风险，也不愿增加中枢神经系统出血从而导致死亡的风险。Cochrane 系统评价在分析了 1968～1993 年期间周围性深静脉血栓的治疗病案后发现，单用肝素的患者比用溶栓酶加肝素的患者寿命更长。该结果提示，患者意愿对治疗方案的选择可能有重要参考价值。

例 5-3：妻子和丈夫对前列腺癌手术的价值观和对治疗方案的选择不同。丈夫害怕术后可能出现尿失禁、性欲减退等，犹豫不定或准备放弃手术；而妻子考虑手术可让丈夫活得更长，并不在乎并发症或副作用，因此毫不迟疑同意手术。

从以上案例可以看出，医生与患者、患者与患者、患者与家属之间的价值观均可能存在明显的差别。有研究发现，患者越是参与决策、充分理解所获得的证据，做出的选择就越能代表自己的愿望和偏好。因此，医生应主动邀请患者参与到决策中来。

值得注意的是，每位患者在决策中的需求不尽相同，医生不可能精确判断每位患者参与决策的程度。例如，某些患者需要所有可获得的信息自己决策，医生仅需提供信息；某些患者虽需要所有可获得的信息，但仍希望医生作最后决策；某些患者希望医患双方共同决策。因此，医生需要根据临床实际情况和患者的不同决策需求进行恰当引导和沟通交流，使最终决策尽可能达成价值观的一致。

2. 结合具体的医疗环境及条件

在充分尊重患者的价值观后形成的诊疗决策，其最终落实离不开医疗环境及条件的支持。例如，在发达国家或地区可以应用冠脉造影这一"金标准"对冠心病进行准确的诊断，可以采用冠脉搭桥手术或安置支架进行有效的治疗，但这些方法在发展中国家或贫困地区却难以具备应用的条件。反之，在发展中国家或贫困地区对一些急性传染病、地方病、妇幼疾病、营养不良等进行的防治性研究，所获成果在发达国家或地区却未必都有重要价值。

另外，由于医疗资源分配的不公平，卫生服务的可及性也将影响循证决策的方向。例如，某患者发生胸痛，若身处偏远地区，阿司匹林是唯一可得到的有效药物，他将别无选择。但若身处大型社区，则可能有更多治疗选择。

在不同的医疗保障制度下，诊疗决策也常常被迫做出一些调整。例如，同样都是某病患者，但由于医疗保险类别不同，个人负担差别很大，其诊疗方案将只能在患者可接受的框架下进行安排。因此，循证决策也要因地制宜，不能脱离具体的医疗环境和病人的实际条件。

第二节
证据应用的效果评价

从循证医学的角度讲，证据应用的效果评价是指对应用循证医学的证据从事临床诊疗等活动后所产生的结果（结局）进行评价。在循证实践的五个步骤中，围绕患者的具体问题，检索收集有关证据，通过严格评价并应用于患者后，常常需要通过后效随访以考察证据应用后的效果，如效果不佳，则需根据具体情况进行决策的修正或调整。

1953 年德国一家制药公司在研究合成一种抗生素时，发现其并没有抗生素的活性却有镇静作用，于是 1957 年将其作为抗妊娠反应药物（沙利度胺，俗名反应停）投放欧洲市场，此后在不到一年的时间畅销世界 40 多个国家。但是在随后的几年中，陆续发现服用过"反应停"的孕妇产下多名海豹肢婴儿，截至 1963 年在多个国家共诞生了 12000 多名海豹肢婴儿。通过对药物作用的追溯评价研究，确定该现象为"反应停"的不良反应。由此可见，针对药物的后效评价非常重要。

一、效果评价的意义

1. 为替代老方案提供依据

在临床工作中，曾经"最佳"的诊疗方案，常常随着新证据的产生而不再"最佳"，通过及时的效果评价，可以不断促进诊疗水平的提高。如在 20 世纪 80 年代，化疗是小儿白血病的"最佳"治疗方案，90 年代后，化疗被骨髓移植、造血干细胞技术等替代，结果显示患儿治疗效果更好，不良反应也大大减少。

2. 为解决新问题提供思路

由于患者的个体差异、医疗环境、实施条件等方面的原因，同一疾病的患者使用同一证据后可能会出现不同的结果。这些结果上的差异往往可以帮助医生发现新的问题，形成新的假设，为生产新的证据提供思路。例如，2003 年我国的 SARS 流行，部分患者康复后出现骨坏死，追溯其治疗过程发现有大量激素使用经历，分析发现激素使用剂量和持续时间与关节痛的程度和持续时间存在关联，提示激素治疗虽可降低病死率，但可能带来骨坏死的风险。这一情况为今后针对 SARS 患者的治疗提出了新的问题和挑战，也为解决这一问题提供了重要思路。

二、效果评价的内容与指标

临床问题错综复杂，为了客观、真实、科学地评价循证医学证据应用后的效果，既要关注评价内容，也要恰当选取评价指标。

（一）效果评价的内容

一般来说，效果评价最简单的方法就是通过对患者进行长期随访，以获得患者应用某证据后出现的结果或结局信息，并与预期结果或结局信息进行比较。不过，由于随访常面临许多实际困难（如时间和精力），因此在临床实际工作中，主要采用再评价的方式进行效果评价，即重新检视循证实践的五个步骤在实施过程中是否存在明显不足或瑕疵。如图 5-1 所示，首先再评价已提出的临床问题，判断问题的性质和组成是否反映临床真实情况；其次再评价证据的检索策略的准确性和全面性；然后再评价所采用的"最佳证据"的真实性、重要性和适用性，特别是对二次研究证据的真实性和重要性进行再评价；最后再评价证据在患者中的具体应用情况。

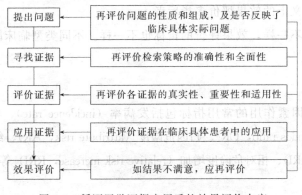

图 5-1　循证医学证据应用后的效果评价内容

不同类型临床问题的效果评价内容如下：

1. 诊断问题

主要通过诊断性试验（diagnostic test）对治疗策略和患者健康结局的影响来进行效果评价。诊断性试验要么用于诊断或鉴别诊断某些疾病，要么用于疾病的早期诊断。因此，再评价常包括诊断性试验对疾病诊断或鉴别诊断的准确性、安全性、费用以及患者的可接受度；早期发现疾病、改善预后等内容。

2. 治疗问题

再评价治疗措施实施后对患者带来的利弊、对近期和远期疗效（包括不良反应以及患者生命质量）的影响。

3. 预后问题

再评价对患者预后判断的依据是否充分，评估患者当前的疾病状态及生活质量，同时根据患者的新情况给出相关建议或意见。如有条件，可对预先估计的后果继续进行追踪，以确定患者真正的结局是什么、严重程度如何。

4. 不良反应问题

再评价治疗措施或方法对患者可能造成的不良反应（adverse drug reaction，ADR），尤其要结合患者的个体差异（包括并发症或并存疾病），估计不良反应的影响及其程度，同时在权衡利弊的基础上决定该治疗措施或方法是否值得应用或推广。

5. 临床实践指南

尽管临床实践指南（clinical practice guideline，CPG）是二次研究证据，但同样具有时效性和适用性，也需要对应用后的效果进行评价，以促进该指南不断更新、改进和完善。其再评价常采用同行评价的方式，以群体的实践结果为基础，对比以往结果得出评价结论。

（二）效果评价的指标

对证据应用的效果进行评价，如果针对个体患者，可通过详细记录患者的病情变化情况，并与以往经验结果进行比较后作出判断。如果针对群体患者，则可通过一系列的定量指标予以实现。一般意义上的效果评价多指后者。

临床问题的类型不一样，效果评价的指标也不一样。不同类型临床问题的常用效果评价指标如下。

1. 病因问题

反映病因或危险因素作用的常用指标包括发病率（incidence rate）、相对危险度（relative risk，RR）、比值比（odds ratio，OR）、归因危险度（attribute risk，AR）、绝对危险度增加（absolute risk increase，ARI）、相对危险度增加（relative risk increase，RRI）等。

2. 诊断问题

反映某诊断方法诊断作用或价值的常用指标包括灵敏度（sensitivity，SEN）、特异度（specificity，SPE）、准确度（accuracy）、阳性预测值（positive predictive value，PPV）、阳性似然比（positive likelihood ratio，PLR）和诊断比值比（diagnostic odds ratio，DOR）等。

3. 治疗问题

反映某治疗措施或方法效果的常用指标包括治愈率（cure rate）、有效率、病死率（case fatality rate）、绝对危险度减少（absolute risk reduction，ARR）、相对危险度减少（relative risk reduction，RRR）和 NNT 等。

4. 不良反应问题

反映药物不良反应作用及程度的常用指标包括不良反应发生率、NNH、LHH 等。

5. 预后问题

反映预后的常用指标包括病死率、治愈率、复发率（recurrence rate）、致残率（disability rate）、生存率（survival rate）和质量调整寿命年（quality adjusted life years，QALY）等。

◀ **课 外 拓 展** ▶

1. 延伸阅读

循证决策是否忽视了个体化的特点？——推荐阅读"循证决策就是个体化的临床决策"一文（中国循证医学杂志 2007 年第 7 卷第 2 期）；如何正确理解循证决策与个体化治疗的矛盾？——推荐阅读"循证医学与个体化治疗的共存和矛盾"一文（医学与哲学 2007 年第 28 卷第 1 期），并谈谈自己的看法。

2. 实践训练

证据的生产，是从个体到一般，是归纳的过程；证据的应用，是从一般到个体，是演绎的过程。临床实践中的个体化，强调要根据患者的个体特征及价值观进行恰当决策。试着去检索证据，思考临床指南的制定是如何去适应这种要求的？

（姜红英　王莉）

参 考 文 献

[1] Paul G, Chris D M, Janet S. Evidence-based Practice Workbook. 2nd edition. Canberra: Blackwell Publishing, 2007.

[2] Straus S E, Richardson W S, Glasziou P P, et al. Evidence based medicine: How to practice and teach EBM. 3rd edition. Edinburgh: Churchill Livingstone, 2005.

[3] Tiemey L M, McPhee S J, Papadakis M A. Current medical diagnosis & treatment. New York: McGraw-Hill, Health Professions Division, 2000.

[4] 李幼平. 循证医学. 北京: 人民卫生出版社, 2014.

[5] 李幼平. 循证医学. 北京: 高等教育出版社, 2009.

[6] Paul G, Chris D M, Janet S. Evidence-based Medicine Workbook: Finding and Applying the Best Research Evidence to Improve Patient Care. London: BMJ, 2003.

第六章

循证医学中的统计学方法

学习目的

1. 掌握循证医学中常用的统计指标及其计算。
2. 掌握 Meta 分析的过程、数据分析和结果阅读。
3. 熟悉 Meta 分析中异质性检验和统计模型的选择。

循证医学的实践包括证据生产和证据应用两个方面。证据生产，常常涉及数据的分析与处理；证据应用，常常涉及对各种指标和结果的理解。因此，无论是证据的生产者还是应用者，都离不开统计学知识的学习和积累。本章从循证医学实践的角度阐述所涉及的统计学方法与应用、有关的具体公式及其理论推导，读者可参阅医学统计学的相关专著。

第一节

常见临床证据的数据类型

统计分析中最基本的一个概念是变量（variable）。变量是观察对象的某项特征或测量结果，是反映实验或观察对象生理、生化、解剖等特征的指标，如身高、体重、年龄、性别、血型、职业等都是变量。变量的取值称为变量值或观察值，如实际测得的血压值、身高值等，某次研究中变量值的集合就构成了该次研究的统计数据或资料。按变量的取值特性，具体可分为计量资料、计数资料和等级资料三种类型。在临床实际工作中，三种类型的资料均有涉及。由于统计分析方法的选用与数据资料的类型有密切的关系，所以正确识别资料的类型非常重要。

一、计量资料

计量资料（quantitative data）也称数值变量或定量资料，是指通过度量衡的方法，测定每一个观察单位的某项研究指标的量的大小所得到的资料。变量的观测值是定量的，其特点是能用数值的大小衡量其水平的高低，一般有计量单位，通常由仪器、工具或其他定量方法测定而得到。计量资料是统计分析中最常见的变量类型，如身高、体重、体温、血压、血糖、血脂、血细胞计数等。根据变量的取值之间有无"间断"，又可分为连续型变量（continuous variable）和离散型变量（discrete variable）。连续型变量的数据可在某一区间无"间断"地取任何值，如身高、体重、血压、年龄等；离散型变量的数据取值存在"间断"，通常只能取正整数，如家庭成员数、脉搏、血细胞计数等。

二、计数资料

计数资料（qualitative data）也称定性变量、无序分类变量或定性资料，是指将全体观察单位按照某种属性、类别或特征进行分组，再分别清点每组观察单位的个数所得到的资料。变量的观测值是定性的，一般无度量衡单位，各组之间表现为互不相容的类别或属性，类别之间没有程度或顺序上的差别，如性别分为男性和女性；疾病分为有和无；血型分为A、B、O、AB等。

三、等级资料

等级资料（ranked data）也称有序分类变量或半定量资料，是指将全体观察单位按照某种属性、类别或特征的不同程度大小进行分组，再分别清点每组观察单位的个数所得到的资料。变量的观测值是定性的，一般无度量衡单位，但各类别之间有不同程度上差别或等级顺序，有半定量的意义。如尿检结果分为－、±、＋、＋＋、＋＋＋；病情分为轻度、中度、重度；治疗效果分为显效、有效、好转、无效等。

在研究过程中，有时为了研究的需要，可以将数值变量的结果转化为分类变量的资料，再进行统计分析，如患者的血压值，可用低血压、正常血压、临界高血压、高血压来分类表示。但值得注意的是，这样的资料转换虽然更符合临床工作习惯，却减少了资料所提供的信息量。因为在大多数情况下，数值变量资料提供的信息量最为充分，可进行统计分析的手段也更为丰富、可靠。因此，通常不宜将定量数据转变为分类数据，在临床研究中要尽可能地选择定量的指标反映实验效应，若实在无法定量时才选用分类变量。

第二节
医学统计方法的选择思路

资料的统计分析包括统计描述和统计推断。统计描述（statistical description）是指利用统计指标、统计图和统计表，反映数据资料基本特征的统计分析方法，方便读者准确、全面地了解数据资料包含的信息，有利于在此基础上完成进一步的统计分析。统计推断（statistical inference）是指利用样本获得的信息对总体进行估计或推断，主要包括参数估计和假设检验两大内容。参数估计是利用样本统计量去估计总体参数，常用可信区间的方法来估计，如均数的 CI、率的 CI；假设检验（hypothesis test）是利用两个或多个样本提供的信息比较两个或多个总体之间有无差别，如 t 检验、χ^2 检验等。

一、单变量定量资料分析

对定量资料进行统计分析，首先应该选择正确的统计指标进行描述，如正态分布的定量资料应该选择算术均数和标准差来描述，偏态分布或分布类型不明的资料应该选择中位数和四分位数间距来描述。定量资料的统计推断要根据研究的设计方案和资料的分布来正确选择统计学方法，如两组完全随机设计、符合正态分布且方差齐性的定量资料可采用成组设计的 t 检验，否则可考虑采用变量变换或成组设计的秩和检验。无论是统计描述指标的选择错误，还是统计学方法的选择错误，都可能导致统计结论的错误。

1. 统计描述指标

描述定量资料基本特征的常用统计指标有两大类：一类是描述集中趋势的统计指标，用以反映一组数据的平均水平或集中位置；另一类是描述离散趋势的统计指标，用以反映一组数据的变异程度。通常采用两类指标的组合来全面描述一组定量资料的基本特征。描述定量资料平均水平的常用指标有均数（mean，$\overline{X}$）或算术均数（arithmetic mean）、几何均数（geometric mean，G）和中位数（median，M）等。描述定量资料变异程度的常用指标有标准差（standard deviation，S）、四分位数间距（quartile，Q）、极差（range，R）和变异系数（coefficient of variation，CV）等。对于定量资料的统计描述，不同条件下，选用的指标不尽相同。各指标的名称、适用条件及用途见表 6-1。

表 6-1 定量资料统计描述的常用指标

指标名称	适用条件	用途
均数（$\overline{X}$）	对称分布，尤其是正态分布或近似正态分布	描述一组资料的平均水平或集中趋势
几何均数（G）	等比资料、对数正态分布	同上
中位数（M）	偏态分布、开口资料、分布类型不明	同上
标准差（S）	正态分布或近似正态分布	描述一组资料的变异程度或离散趋势
四分位数间距（Q）	偏态分布、开口资料	同上
极差（R）	样本例数相近的定量资料	同上
变异系数（CV）	度量衡单位不同或均数相差悬殊资料的组间比较	同上

从表 6-1 可以看出，正态分布或近似正态分布资料可以联合使用均数与标准差来描述其基本特征，偏态分布或开口资料可以联合使用中位数与四分位数间距来描述其基本特征。在使用这些指标时，应特别注意各个指标的适用范围。如资料不服从正态分布，则不能使用均

数和标准差而应选择中位数和四分位数间距进行描述。

2. 总体参数的可信区间

可信区间（confidence interval，CI）也称为置信区间，是指按预先给定的概率（$1-\alpha$，常取 95% 或 99%）去估计未知总体参数（均数、率或相关系数等）的可能范围。如 95% 可信区间，是指该区间有 95% 的可能性（概率）包含了被估计的参数。可信区间有两个用途：一是用于估计总体参数的可能范围。如均数的可信区间用于估计总体均数，率的可信区间用于估计总体率；二是用于假设检验，95% 的可信区间与 $\alpha=0.05$ 的假设检验等价，99% 的可信区间与 $\alpha=0.01$ 的假设检验等价。

可信区间的计算最常用的是正态近似法，需要标准误（standard error，SE）的信息。标准误是样本统计量的标准差，反映抽样误差的大小。标准误越大，用样本估计总体的误差就越大，反之就越小。标准误的大小主要受个体变异和样本含量两个因素的影响。

3. 定量资料的假设检验

假设检验是用来判断样本与样本、样本与总体的差异是由抽样误差引起还是本质差别造成的一种统计推断方法。定量资料比较的常用假设检验方法见表 6-2。

表 6-2　定量资料比较的常用假设检验方法

分析目的	适 用 条 件	假设检验方法
单个样本与已知总体均数比较（单样本设计）	样本 n 较大（如 $n>50$）	Z 检验
	样本 n 较小（如 $n\leqslant50$），样本来自正态总体	t 检验
两成组资料比较（完全随机设计）	两组样本 n 均较大（如 $n>50$）	Z 检验
	样本 n 较小（如 $n\leqslant50$），两样本均来自正态总体且两总体方差齐	成组设计的 t 检验
	否则，选用	成组设计的秩和检验
两配对资料比较（配对设计）	样本 n 均较大（如 $n>50$）	配对设计的 Z 检验
	配对差值服从正态分布	配对设计的 t 检验
	否则，选用	配对设计的秩和检验
多组资料的比较（完全随机设计）	各组样本均来自正态总体且总体方差齐	成组设计的方差分析
	否则，选用	成组设计的秩和检验
配伍资料的比较（配伍设计）	各组样本均来自正态总体且总体方差齐	配伍设计的方差分析
	否则，选用	配伍设计的秩和检验

二、单变量定性资料分析

在循证医学的研究与实践中，定性资料是很常见的，如某种疾病的治疗结果可分为有效和无效、某项化验结果分为阳性和阴性、性别分为男性和女性等。

（一）统计描述指标及可信区间

定性资料通常采用相对数（relative number）进行统计学描述。相对数是指两个有联系的数值之比，由于其基本概念与计算均较为简单，因此相对数是循证医学中最常用的一类指标。常用的相对数指标有率（rate）、比例（proportion）和相对比（relative ratio），其计算公式及意义见表 6-3。

表 6-3　定性资料统计描述的常用指标

指标名称	计算公式	意义
率	$率=\dfrac{发生某现象的观察单位数}{可能发生某现象的观察单位总数}\times K$	某现象或某事件的发生频率或强度
构成比	$构成比=\dfrac{某一组成部分的观察单位数}{同一事物各部分的观察单位总数}\times100\%$	事物内部各组成部分所占比重或分布
相对比	$相对比=\dfrac{A}{B}$	A指标为B指标的若干倍或百分之几

除有效率、死亡率、患病率、发病率等指标外，相对危险度（relative risk，RR）、比值比（odds ratio，OR）及由此导出的其他指标也是循证医学中富有特色的描述性指标，如相对危险度减少（relative risk reduction，RRR）、绝对危险度减少（absolute risk reduction，ARR）、多获得 1 例有利结果需要防治的病例数（number needed to treat，NNT）和多发生 1 例不良反应需要防治的病例数（number needed to harm，NNH）等。

1. CER、EER 及其 CI

对照组事件发生率（control event rate，CER），即对照组某事件的发生率。试验组事件发生率（experimental event rate，EER），即试验组某事件的发生率。事件可以是死亡、残疾、发病或治愈等结局。

率的 CI 用于估计总体率，计算总体率的 CI 时要考虑样本率（p）的大小。当 n 足够大，如 $n>100$，样本率 p 与 $1-p$ 均不太小，且 np 与 $n(1-p)$ 均大于 5 时，可用正态近似法计算总体率的 CI，计算公式如下。

率的 CI：　　　　　　　　$p\pm Z_\alpha SE=(p-Z_\alpha SE,p+Z_\alpha SE)$

式中 Z_α 以 α 查 Z 界值表，常用 95%CI，这时 $\alpha=0.05$，其 $Z_{0.05}=1.96$。率的标准误为：$SE=\sqrt{p(1-p)n}$

例 6-1：某医师研究阿司匹林治疗心肌梗死的效果，其资料见表 6-4。

表 6-4　阿司匹林治疗心肌梗死的效果

分组	病死	未病死	合计
试验组	15(a)	110(b)	125(n_1)
对照组	30(c)	90(d)	120(n_2)
合计	45	200	245(N)

对照组的病死率（CER）为：

$$CER=\frac{c}{n_2}\times100\%=\frac{30}{120}\times100\%=0.25$$

试验组的病死率（EER）为：

$$\text{EER} = \frac{a}{n_1} \times 100\% = \frac{15}{125} \times 100\% = 0.12$$

EER 的 95%CI 为：

$$\text{SE} = \sqrt{p(1-p)/n} = \sqrt{0.12(1-0.12)/125} = 0.029$$

$$p \pm 1.96\text{SE} = (p - 1.96\text{SE}, p + 1.96\text{SE})$$

$$= (0.12 - 1.96 \times 0.029, 0.12 + 1.96 \times 0.029)$$

$$= (0.063, 0.177)$$

即 EER 的 95%CI 为 0.063～0.177（6.3%～17.7%）。

同理，CER 的 95%CI 为 0.173～0.327（17.3%～32.7%）。

当样本率 p 较小（如 $p < 0.30$）或较大（如 $p > 0.70$）时，使用上述正态近似法计算率的 CI 计算误差较大。此时可使用平方根反正弦变换或精确概率法计算，其计算方法可参阅医学统计相关书籍，此处从略。

2. 率差及其 CI

两个事件发生率的差即为率差，也称危险度差（rate difference/risk difference，RD），其大小可反映试验效应的大小，其 95%CI 可用于推断两个率有无差别。率差的 95%CI 不包含 0（上下限均大于 0 或上下限均小于 0），则认为两个率有差别；反之，率差的 95%CI 包含 0，则认为差别无统计学意义。

率差的 95%CI 由下式计算：

$$(p_1 - p_2) \pm Z_a \text{SE}_{(p_1 - p_2)}$$

$$= [p - Z_a \text{SE}_{(p_1 - p_2)}, p + Z_a \text{SE}_{(p_1 - p_2)}]$$

率差的标准误： $\text{SE}_{(p_1 - p_2)} = \sqrt{\dfrac{p_1(1-p_1)}{n_1} + \dfrac{p_2(1-p_2)}{n_2}}$

如前述阿司匹林治疗心肌梗死的效果 EER=12%，CER=25%

率差的标准误： $\text{SE}_{(p_1 - p_2)} = \sqrt{\dfrac{p_1(1-p_1)}{n_1} + \dfrac{p_2(1-p_2)}{n_2}}$

$$= \sqrt{\frac{0.12(1-0.12)}{125} + \frac{0.25(1-0.25)}{120}} = 0.049$$

率差的 95%CI：$(p_1 - p_2) \pm Z_a \text{SE}_{(p_1 - p_2)} = (0.12 - 0.25) \pm 1.96 \times 0.049 = -0.23 \sim -0.03$

阿司匹林治疗心肌梗死的病死率 EER=12%，对照组的病死率 CER=25%，率差为 -0.13，其 95% CI 为 $-0.23 \sim -0.03$，上下限均小于 0（不包含 0），提示两个率的差别有统计学意义，阿司匹林可降低心肌梗死的病死率。

3. RR 及其 CI

相对危险度（relative risk，RR）是前瞻性研究（如 RCT、队列研究等）中较常用的指标，是试验组（暴露组）某事件的发生率 p_1 与对照组（非暴露组）某事件的发生率 p_0 之比，用于说明试验组某事件的发生率是对照组的多少倍，也常用来表示暴露与疾病联系的强度及其在病因学上的意义大小。RR 计算的数据表格见表 6-5。

表 6-5　RR 计算的四格表

组别	发生	未发生	例数
试验组	a	b	$n_1(a+b)$
对照组	c	d	$n_2(c+d)$

试验组的发生率为：$p_1 = a/(a+b)$。

对照组的发生率为：$p_0 = c/(c+d)$。

相对危险度 RR 按以下公式计算。

$$RR = \frac{p_1}{p_0} = \frac{a/(a+b)}{c/(c+d)} = \frac{EER}{CER}$$

当 RR＝1 时，表示试验因素与疾病无关，RR≠1 表示试验因素对疾病有影响。

若 p_1 和 p_0 是病死率、患病率等有害结果指标时，当 RR＜1 时，EER 小于 CER，表示试验组所使用的试验因素与对照组相比可以减少其病死率、患病率等，该试验因素是疾病的有益因素，且 RR 越小，试验因素对疾病的有益作用就越大。当 RR＞1 时，EER 大于 CER，表示试验组所使用的试验因素与对照组相比可以增加其病死率、患病率等，该试验因素是疾病的有害因素，且 RR 越大，试验因素对疾病的不利影响就越大。

若 p_1 和 p_0 是有效率、治愈率等有益结果指标时，当 RR＜1 时，EER 小于 CER，表示试验组所使用的试验因素与对照组相比可以减少其有效率、治愈率等，该试验因素是疾病的有害因素，且 RR 越小，试验因素对疾病的有害作用就越大。当 RR＞1 时，EER 大于 CER，表示试验组所使用的试验因素与对照组相比可以增加其有效率、治愈率等，该试验因素是疾病的有益因素，且 RR 越大，试验因素对疾病的有益影响就越大。

RR 的 CI 应采用自然对数计算，即应求 RR 的自然对数值 ln(RR) 和 ln(RR) 的标准误 SE(lnRR)，其计算公式如下。

$$SE(lnRR) = \sqrt{\frac{1}{a} + \frac{1}{c} - \frac{1}{a+b} - \frac{1}{c+d}} = \sqrt{\frac{1}{r_1} + \frac{1}{r_2} - \frac{1}{n_1} - \frac{1}{n_2}}$$

lnRR 的 95％ CI 为：ln(RR)±1.96SE(lnRR)

RR 的 95％ CI 为：exp[ln(RR)±1.96SE(lnRR)]

由于 RR＝1 时为试验因素与疾病无关，故其 CI 不包含 1 时认为有统计学意义；反之，其 CI 包含 1 时认为无统计学意义。

如表 6-4 阿司匹林治疗心肌梗死的效果，试估计其 RR 的 95％ CI。

阿司匹林治疗组的病死率 $p_1 = 15/125$；对照组的病死率 $p_0 = 30/120$；其 RR 和其 95％ CI 为：

$$RR = \frac{p_1}{p_0} = \frac{15/125}{30/120} = 0.48$$

$$\ln(RR) = \ln(0.48) = -0.734$$

$$SE(\ln RR) = \sqrt{\frac{1}{r_1} + \frac{1}{r_2} - \frac{1}{n_1} - \frac{1}{n_2}} = \sqrt{\frac{1}{15} + \frac{1}{30} - \frac{1}{125} - \frac{1}{120}} = 0.289$$

lnRR 的 95% CI：

$$\ln(RR) \pm 1.96 SE(\ln RR) = -0.734 \pm 1.96 \times 0.289 = (-1.301, -0.167)$$

RR 的 95% CI：

$$\exp[\ln(RR) \pm 1.96\ SE(\ln RR)] = \exp(-1.301, -0.167) = (0.272, 0.846)$$

该例 RR 的 95% CI 为 0.272～0.846，该区间小于 1，可以认为阿司匹林有助于降低心肌梗死病死率。

4. OR 及其 CI

回顾性研究（如病例对照研究）往往无法得到某事件的发生率 CER 或 EER（如死亡率、病死率、发病率），也就无法计算出 RR，但可以计算另一个指标比值比（odds ratio, OR）。在病例对照研究中，OR 计算的数据表格如表 6-6 所示。

表 6-6　OR 计算的四格表

组　别	暴露	非暴露	例数
病例组	a	b	n_1
非病例组	c	d	n_2

$odds_1$ 是病例组暴露率 π_1 和非暴露率 $1-\pi_1$ 的比值，即

$$odds_1 = \pi_1/(1-\pi_1) = \frac{a/(a+b)}{b/(a+b)}$$

$odds_0$ 是对照组暴露率 π_0 和非暴露率 $1-\pi_0$ 的比值，即

$$odds_0 = \pi_0/(1-\pi_0) = \frac{c/(c+d)}{d/(c+d)}$$

以上这两个比值之比即为比值比，又称机会比、优势比等。

$$OR = \frac{odds_1}{odds_0} = \frac{\pi_1/(1-\pi_1)}{\pi_0/(1-\pi_0)} = \frac{ad}{bc}$$

OR 的 CI 同样需要采用自然对数计算，其 ln(OR) 的标准误 SE(lnOR) 按下式计算。

$$SE(\ln OR) = \sqrt{\frac{1}{a} + \frac{1}{b} + \frac{1}{c} + \frac{1}{d}}$$

lnOR 的 CI 为：$\ln(OR) \pm Z_\alpha SE(\ln OR)$

OR 的 CI 为：$\exp[\ln(OR) \pm Z_\alpha SE(\ln OR)]$

在前瞻性研究中，当所研究疾病的发病率、病死率等发生率较低时（比如 $P \leqslant 5\%$），

即 a 和 c 均较小时，OR 与 RR 的计算结果非常近似，此时可用 OR 估计 RR，且该事件发生率越低其近似结果越好。如前述表 6-4 阿司匹林治疗心肌梗死的效果的 OR 及其 95%CI 计算。

$$OR = \frac{ad}{bc} = \frac{15 \times 90}{30 \times 110} = 0.409$$

其 RR=0.48，可见 OR≈RR，其 OR 的 95% CI 计算：

$$\ln(OR) = \ln(0.409) = -0.894$$

$$SE(\ln OR) = \sqrt{(1/30 + 1/90 + 1/15 + 1/110)} = 0.347$$

$$\exp[\ln(OR) \pm 1.96 SE(\ln OR)] = \exp(-0.894 \pm 1.96 \times 0.347)$$

$$= \exp(-1.574, -0.214) = (0.207, 0.807)$$

该例 OR 的 95% CI 为 0.207～0.807，该区间小于 1，可以认为阿司匹林治疗心肌梗死有效。

5. ARR 及其 CI

当率差（RD）是某事件发生率的差值（如病死率的差值），且 EER<CER 时，即为绝对危险度减少（absolute risk reduction，ARR），用以反映某事件的发生率（如病死率、复发率等）试验组比对照组减少的绝对量，具有临床意义简单和明确的优点，其计算公式为：ARR=|EER−CER|。但当率差很小时会出现难以判定其临床意义的情况。如试验人群中某病的发生率为 0.00039%，而对照组人群的发生率为 0.00050%，其 ARR=CER−EER=0.00050%−0.00039%=0.00011% 的意义很难解释。若用 ARR 的倒数（1/ARR）在临床上则更好解释，见后述 NNT。

ARR 的标准误和 CI 的计算方法与 RD 相同。

ARR 的标准误：$SE = \sqrt{\dfrac{p_1(1-p_1)}{n_1} + \dfrac{p_2(1-p_2)}{n_2}}$

ARR 的 CI：$ARR \pm Z_a SE = (ARR - Z_a SE, ARR + Z_a SE)$

如表 6-4 数据：试验组心肌梗死的病死率为 15/125=12%，而对照组心肌梗死的病死率为 30/120=25%，其 ARR=25%−12%=13%，标准误为：

$$SE = \sqrt{\frac{p_1(1-p_1)}{n_1} + \frac{p_2(1-p_2)}{n_2}}$$

$$= \sqrt{\frac{0.12(1-0.12)}{125} + \frac{0.25(1-0.25)}{120}} = 0.049$$

其 95% 的 CI 为：

$$ARR \pm 1.96 SE = (ARR - 1.96 SE, ARR + 1.96 SE)$$

$$= (0.13 - 1.96 \times 0.049, 0.13 + 1.96 \times 0.049) = (0.034, 0.226)$$

该阿司匹林预防心肌梗死的 ARR 为 13%，即试验组的病死率比对照组减少 13%，其 95% 的 CI 为 0.034～0.226（3.4%～22.6%），上下限均大于 0（不包含 0），可认为阿司匹林可降低心肌梗死的病死率。

6. NNT 及其 CI

多获得 1 例有利结果需要防治的病例数（number needed to treat，NNT）的临床含义为：对患者采用某种防治措施，比对照组多获得 1 例有利结果需要防治的病例数，其计算公式如下。

$$NNT = \frac{1}{|EER - CER|} = \frac{1}{ARR}$$

该公式中的 EER 和 CER 定义为采用某干预措施后某事件的发生率，如阿司匹林预防心肌梗死的病死率。从公式可见，NNT 的值越小，该措施的防治效果就越好，其临床意义也就越大。

如现有一种防治措施的 ARR＝11%，那么 NNT＝1/11%＝9，即只需防治 9 个病例，就可以多获得 1 例有利结果。另有一种防治措施的 NNT＝1/0.00011%＝909090，即需要防治近百万个病例，才能多获得 1 例有利结果。

需注意的是，NNT 中的对照组通常是安慰剂对照，如果对照组是阳性对照，则同一干预措施的 EER 与不同阳性对照的 CER 所得到的 NNT 间不能比较，如表 6-7。

表 6-7　不同 CER 的 NNT

EER	CER	ARR	NNT
0.4	0.7	0.3	3.3
0.4	0.6	0.2	5.0
0.4	0.3	0.1	10.0

NNT 的 95% CI 无法直接计算，但由于 NNT＝1/ARR，故 NNT 的 95%CI 计算可利用 ARR 的 95%CI 来计算。

NNT 的 95% CI 下限：1/ARR 的上限值。

NNT 的 95% CI 上限：1/ARR 的下限值。

例如前述表 6－4 数据的 NNT 为：NNT＝1/ARR＝1/0.13＝7.69

ARR 的 95% CI 为 0.13±1.96×0.049＝0.03～0.23，该例 NNT 的 95% CI 下限为 1/0.23＝4.35；上限为 1/0.03＝33.33，即 4.35～33.3。

7. RRR 及 CI

相对危险度减少（relative risk reduction，RRR），可反映试验组与对照组某事件发生率减少的相对量。其计算公式如下。

$$RRR = \frac{|CER - EER|}{CER} = 1 - RR$$

例如，试验人群中某疾病的发生率为 39%（EER＝39%），而对照组人群的发生率为 50%（CER＝50%），其 RRR＝(CER－EER)/CER＝(50%－39%)/50%＝22%。但若另一

研究中对照组疾病发生率为 0.00050%，试验组疾病发生率为 0.00039%，其 RRR 仍为 22%。

由于 RRR＝1－RR，故 RRR 的 CI 可由 1－RR 的 CI 得到。如表 6-4 阿司匹林预防心肌梗死的 RR＝0.48，其 95% CI 为 0.272～0.846，故 RRR＝1－RR＝1－0.48＝0.52 或 RRR＝|CER－EER|/CER＝0.13/0.25＝0.52

RRR 的 CI 可由 1－RR 计算得到，即

RRR 的 95% CI 上限为 1－0.272＝0.728

RRR 的 95% CI 下限为 1－0.846＝0.154

该例 RRR 的 95% CI 为 0.154～0.728

8. ABI 及 RBI

绝对获益增加（absolute benefit increase，ABI），即试验组中某有益结局发生率 EER 与对照组某有益结局发生率 CER 的差值。该指标可反映采用试验因素处理后，患者有益结局发生率增加的绝对值，有益结局包括治愈、显效、有效等。ABI 的计算公式如下。

$$ABI＝|EER－CER|$$

相对获益增加（relative benefit increase，RBI），该指标可反映采用试验因素处理后，患者有益结局发生率增加的相对量。RBI 可按下式计算。

$$RBI＝\frac{|EER－CER|}{CER}$$

9. ARI 及其 CI

当率差（RD）是某不良事件发生率的差值（如肝功能异常率），且 EER＞CER 时，即为绝对危险度增加（absolute risk increase，ARI）。ARI 可用于度量试验组使用某试验因素后其不利结果的发生率（如死亡、复发、无效等）比对照组增加的绝对量。ARI 可按下式计算。

$$ARI＝|EER－CER|$$

ARI 的 CI 计算与 RD 相同。

10. NNH 及其 CI

多发生 1 例不良反应需要防治的病例数（number needed to harm，NNH）指对患者采用某种防治措施，比对照组多出现 1 例不良反应需要防治的病例数。NNH 的计算公式如下。

$$NNH＝1/|EER－CER|＝1/ARI$$

该公式中的 EER 和 CER 定义为采用某干预措施后某不利结局的发生率。因此，NNH 值越小，表示某治疗措施引起不利结局（不良反应）的概率就越大。

需注意的是，NNH 中的对照组通常是安慰剂对照。如果对照组是阳性对照，则同一干预措施的 EER 与不同阳性对照组的多个 NNH 间不能比较，此与 NNT 的情况类似。

如某治疗组的不良反应发生率为 64%，而对照组不良反应率为 37%，ARI＝|37%－

$64\%|=27\%$，NNH$=1/27\%=4$，即该治疗措施每治疗 4 个病例，就会多出现 1 例不良反应。

11. RRI 及其 CI

相对危险度增加（relative risk increase，RRI），其计算公式如下。

$$RRI=|EER-CER|/CER$$

当 EER＞CER 时，RRI 反映了试验组某事件的发生率比对照组增加的相对量，其 CI 的计算与 RRR 相同。

分类资料常用描述指标汇总见表 6-8。

表 6-8　分类资料的常用描述指标

指标名称 （英文缩写）	中文名称及意义	临床科研用途
CER	对照组事件发生率,衡量对照组某事件发生的强度与频率	病因、防治、预后研究
EER	试验组事件发生率,衡量试验组某事件发生的强度与频率	病因、防治、预后研究
RD	率差、危险差,即两个率之差值,可反映试验与对照组发生率的绝对差值	病因、防治、预后研究
RR	相对危险度,是试组与对照组发生率之比,可反映试验因素有无的作用及作用大小	病因、防治、预后研究
OR	比值比、比数比、优势比,是 RR 的估计值,某事件发生率越小,其估计效果越好	病因、防治、预后研究
ARR	绝对危险度减少,试组与对照组某病发生率增减绝对量	病因、防治、预后研究
RRR	绝对危险度减少,试组与对照组某病发生率增减相对量	病因、防治、预后研究
RBI	相对获益增加,试验组与对照组相比某有利结果发生率增加的百分比	病因、防治、预后研究
ARI	绝对危险度增加,试验组与对照组相比某不利结果发生率增加的绝对值	病因、防治、预后研究
ABI	绝对获益增加,试验组与对照组相比某有利结果发生率增加的绝对值	病因、防治、预后研究
RRI	相对危险度增加,试验组与对照组相比某不利结果发生率增加的百分比	病因、防治、预后研究
NNH	多发生 1 例不良反应需要防治的病例数	主要用于防治性研究中
NNT	多获得 1 例有利结果需要防治的病例数	主要用于防治性研究中

（二）定性资料的假设检验

定性资料又称为分类变量资料。两组或多组分类变量资料的比较，常用的假设检验方法见表 6-9；两组或多组等级资料的比较，常用的假设检验方法见表 6-10。

表 6-9　定性资料比较的常用假设检验方法

分析目的	适用条件	假设检验方法
单个样本与已知总体率 比较（单样本设计）	$n>50$ 且 np 和 $n(1-p)$ 均＞5	二项分布的 Z 检验
	样本 n 较小（如 $n\leqslant50$）	二项分布的直接法
	$n>50$ 且 np 和 $n(1-p)$ 均＞5	二项分布的 Z 检验
两个率或构成比的比较 （完全随机设计）	$n\geqslant40$ 且 $T\geqslant5$	四格表 χ^2 检验
	$n\geqslant40$ 且 $1\leqslant T<5$	校正四格表 χ^2 检验
	$n<40$ 或 $T<1$	确切概率法
配对资料比较 （配对设计）	$b+c\geqslant40$	配对四格表 χ^2 检验
	$b+c<40$	校正配对四格表 χ^2 检验

分析目的	适用条件	假设检验方法
多个率或构成比资料的 比较(完全随机设计)	无 $T<1$,且 $1≤T<5$ 的格子 数不超过总格子数的 1/5	行×列表(列联表)的 χ^2 检验
	有 $T<1$,或 $1≤T<5$ 的格 子数超过总格子数的 1/5	确切概率法

注:1. n 为例数。

2. p 为样本率。

3. T 为列联表中各格子的理论数。

表 6-10　等级资料比较的常用假设检验方法

分析目的	假设检验方法
两组比较(完全随机设计)	两组比较的秩和检验
多组比较(完全随机设计)	多组比较的秩和检验
配对资料比较(配对设计)	符号秩和检验
配伍资料的比较(配伍设计)	配伍设计的秩和检验

三、双变量资料分析

在医学研究中,常常需要探讨两个数值变量之间的关系,如年龄与血压的关系、体重与肺活量的关系、身高与体重的关系,此时可以采用直线回归与直线相关的分析方法。

1. 直线回归

直线回归(linear regression)是分析两个数值变量之间数量依存关系的统计分析方法。如果某一个变量随着另一个变量的变化而变化,并且它们的变化关系呈直线趋势,就可以用直线回归方程来定量地描述它们之间的数量依存关系。直线回归分析的两个变量中,一个变量是依赖于另一个变量而变化的,分别称为应变量 Y 与自变量 X。直线回归分析的适用条件为:①两个变量的变化关系呈直线趋势;②应变量 Y 属于正态随机变量;③Ⅰ型回归中,X 可以是规律变化的或人为选定的一些数值(非随机变量),Ⅱ型回归中,X 要求是正态随机变量。

直线回归方程的一般形式:$Y=a+bX$

b 称为回归系数(coefficient of regression),其含义为当 X 每变化 1 个单位时,应变量 Y 平均变化的量。a 称为截距(intercept),为回归直线或其延长线与 Y 轴交点的纵坐标。

直线回归方程可应用于:①描述两个变量之间数量上的依存关系。对回归系数 b 进行假设检验后,若 $P<\alpha$,可认为两变量之间存在直线回归关系。②利用直线回归方程由一个容易测得的变量去推算另一个不易测得的变量。将自变量 X 代入回归方程,即可得到个体 Y 值的容许区间。例如,由唾液溶菌环的直径推算唾液中溶菌酶的含量,由头发中某种微量元素的含量去推算人体血液中该元素的含量,由年龄推算体重,由体重推算体表面积等。③进

行统计控制。是利用回归方程进行逆估计，即规定 Y 值的变量，通过控制 X 的范围来实现统计控制的目标。例如，利用某交通点检测的样本数据拟合了汽车流量 X 与大气中二氧化氮浓度 Y 的直线回归方程，若二氧化氮最高容许浓度为 $0.15\text{mg}/\text{m}^3$，汽车流量如何控制？

需注意的是，在进行直线回归分析时要有实际意义，不能忽视事物现象间的内在联系和规律，不能随意把毫无关联的两种现象进行直线回归分析。例如，对儿童身高与小树的生长数据进行直线回归分析，既无道理也无用途。即使两个变量间存在直线回归关系，也未必是因果关系。因此，对于直线回归的统计分析结果，必须结合专业知识作出合理的解释与结论。

2. 直线相关

直线相关（linear correlation）又称简单相关（simple correlation），用于双变量正态分布资料。直线相关分析是描述两个变量间是否有直线关系以及直线关系的方向和密切程度的分析方法。如果两个随机变量中，一个变量由小到大变化时，另一个变量也相应地由小到大或由大到小地变化，并且测得两个变量组成的坐标点在直角坐标系中呈直线趋势，就称这两个变量存在直线相关关系。两个变量间的直线相关关系用相关系数 r（correlation coefficient）描述，直线相关的性质可用散点图直观地表示。

相关系数亦称积差相关系数（coefficient of product-moment correlation），它是说明有直线关系的两变量间相关关系密切程度和相关方向的统计指标。总体相关系数用 ρ 表示，样本相关系数用 r 表示。相关系数没有单位，取值范围为 $-1 \leqslant r \leqslant 1$。当 $0 < r < 1$ 时，即为正相关，表示两个变量呈同向变化；当 $-1 < r < 0$ 时，即为负相关，表示两个变量呈反向变化；当 $r=0$ 时，即为零相关，表示两个变量无直线相关关系；当 $|r|=1$ 时，即为完全相关，表示两个变量呈同向或反向变化且散点分布在一条直线上。$|r|$ 越接近于 1，表示两个变量直线相关的密切程度越高。

双变量资料的常用统计分析方法见表 6-11。

表 6-11 双变量资料的常用统计分析方法

分析目的	Y	X	统计分析方法
线性相关	正态分布资料	正态分布资料	Pearson 积距相关分析
线性相关	非正态分布资料	非正态分布资料	Spearman 秩相关分析
线性回归	正态分布资料	正态分布资料	简单线性回归
线性回归	正态分布资料	非正态分布资料	秩回归或变量变换

四、多变量资料分析

对于多变量资料进行分析时，要首先设定应变量和自变量。应变量可以是指某一结果事件，如冠心病的发病与否；也可以是某一测量结果，如胆固醇水平。自变量常常是指应变量的影响因素，可以是某些疾病如高血压、糖尿病等，某些行为如吸烟、饮酒等；也可以是某些测量结果如身高、体重等。

分析多变量资料时应注意样本含量要足够大，通常要求样本含量为纳入分析自变量数的5～10倍，以尽可能减少偶然因素的影响。此外，还应注意某些自变量的赋值与标准化，以便于不同研究间的结果比较，同时减少信息偏倚。

多变量资料的分析方法较为复杂，需根据不同的研究目的、资料特点及适用条件选择恰当的统计学方法，并对结果给予正确的解释。常用的多变量资料分析方法及适用条件介绍如下。

1. 多元线性回归分析

多元线性回归分析用回归方程定量地描述一个数值变量的应变量 Y 与多个自变量 X_1、X_2、X_3、$\cdots$、X_n 间的线性依存关系。适用条件为：①应变量要求是数值变量资料且满足随机性与独立性，自变量可以是数值变量和（或）分类变量；②应变量与自变量之间存在线性关系；③残差 e 服从正态分布。

$$Y = \beta_0 + \beta_1 X_1 + \beta_2 X_2 + \beta_3 X_3 + \cdots + \beta_n X_n + e$$

其中 β_0 为回归方程的常数项，也称截距，为 Y 的基线水平量。

β_1、β_2、β_3、$\cdots$、β_n 为回归系数，如 β_n 是指在 X_n 以外的其他变量固定的条件下，X_n 每改变一个单位后 Y 的平均变化量。

e 为除去 n 个自变量对 Y 影响后的随机误差，也称残差。

2. Logistic 回归模型

Logistic 回归模型是研究分类应变量与自变量之间关系的一种多变量统计分析方法。应变量可以是两分类，也可以是多分类；自变量可以是分类变量和（或）数值变量。该模型主要用于：①在控制一个或多个混杂因素的情况下，探讨某个事件的发生与待研究因素之间的关系；②探讨待研究因素之间的交互作用；③筛选可疑的危险因素；④预测事件的发生概率。

3. COX 风险比例回归模型

COX 风险比例回归模型是生存分析中应用非常广泛的多因素分析方法。COX 风险比例回归模型的应变量是患者的生存时间，自变量可以是分类变量和/或数值变量。根据分析的目的，COX 风险比例回归模型可分为探索性模型与验证性模型。探索性模型主要用于危险因素的筛选，验证性模型是在控制了混杂因素的影响后，用于探讨生存时间以及事件的发生与研究因素之间的关系。

$$H_{(t)} = H_{0(t)} \exp(\beta_1 X_1 + \beta_2 X_2 + \beta_3 X_3 + \cdots + \beta_n X_n)$$

$H_{(t)}$ 为风险函数（风险率或瞬间死亡率）；$H_{0(t)}$ 为基准风险函数，是与时间有关的任意函数，分布与形状无明显的假定；X 为协变量，表示与生存可能有关的影响因素；β 是回归系数，需根据实际数据估计得到，在观察时间内不随时间变化。

回归系数 $\beta > 0$ 时，当 X 值（协变量）越大，则风险函数 $H_{(t)}$ 的值越大，表示病人死亡的风险越大；回归系数 $\beta < 0$ 时，当 X 值（协变量）越大，则风险函数 $H_{(t)}$ 的值越小，表示病人死亡的风险越小；回归系数 $\beta = 0$ 时，表示 X 值（协变量）与病人死亡的风险

无关。

多变量资料的常用统计分析方法见表 6-12，其他多元资料的常用统计分析方法见表 6-13。

表 6-12　多变量资料的常用统计分析方法

X		Y	统计分析方法
分类变量	分类变量	有截尾数据	Kaplan-Meier 法或寿命表法
		无截尾数据，有混杂因素	Mantel Haenszel
		无截尾数据，无混杂因素	对数线性模型分析
	数值变量	有截尾数据	Cox 比例风险模型
		无截尾数据	方差分析
分类变量或 数值变量	分类变量	2 类	二项分类 Logistic 回归
		3 类或 3 类以上	多项分类 Logistic 回归
	数值变量	有截尾数据	Cox 比例风险模型
		无截尾数据，有混杂因素	协方差分析
		无截尾数据，无混杂因素	多重线性回归

注：如果在规定的结束时间，由于失访、死亡、未愈（未复发、痰菌未转阴）等没有出现结果事件者称之为截尾（censored），从起点到截尾日的 t 时间称为截尾数据。

表 6-13　其他多元资料的常用统计分析方法

研究目的	统计分析方法
减少指标变量的个数	主成分分析
寻找潜在的影响因子	因子分析
将若干个对象按其属性相似的程度进行归类	聚类分析
根据已知分类建立判别方程，然后对样本个体进行分类	判别分析
分析二组变量之间的线性相关关系	典型相关分析
分析事物随时间变换的趋势	时间序列分析
分析二维列联表中行因素和列因素间的对应关系	对应分析
估测消费者对产品或服务的相对重要性和属性水平效用大小的评价	结合分析
测量的一致性评价	信度分析

第三节
Meta 分析的原理和方法

一、Meta 分析的原理

Meta 分析是指对具有相同主题的多个研究结果进行定量综合分析的一种统计学方法。1920 年，Fisher 提出"合并 P 值"的思想；1955 年 Beecher 首次提出 Meta 分析的初步概念；1976 年心理学家 Glass 进一步按照其思想发展为"合并统计量"，并称之为 Meta 分析（Meta-analysis）。Meta 分析有所谓广义和狭义之分，狭义 Meta 分析仅指一种单纯对统计量进行定量合成的统计学方法；广义 Meta 分析指针对某个特定主题，在全面收集所有相关研究结果并进行严格评价后，通过对统计量进行定量合成得出一个综合结论的全过程。

Meta 分析的目的主要有：①提高统计学检验效能。Meta 分析通过对多个同类研究结果进行合并，能从统计学角度达到增大样本量、提高检验效能的目的。②定量估计研究效应的平均水平。当多个同类研究的结果在效应大小和方向上不一致时，通过 Meta 分析可得到研究效应的平均水平及其精确程度，从而获得更加接近真实情况的综合分析结果。③评价研究结果间的不一致性。由于研究对象、试验条件和样本含量等方面的不同，多个同类研究的结果可能存在差异，通过 Meta 分析可以考察研究结果间差异的可能原因。④探索新的研究假说和方向。通过 Meta 分析可以探讨单个研究中未阐明的某些问题，或发现以往研究的不足之处，为提出新的研究假说和方向提供思路。

二、Meta 分析的基本步骤

由于 Meta 分析常常与系统评价密不可分，因此，为了尽可能获得真实可靠的结果，Meta 分析需要遵循一系列严谨的步骤和规范，包括提出问题、检索文献、制定文献纳入与排除标准、提取资料信息、统计学处理和报告结果等基本过程。

1. 提出问题

根据研究目的，提出一个恰当的问题，并围绕该问题制定科学合理的研究计划。Meta 分析研究的问题一般来自于医学领域中不确定或有争议的问题。其研究计划包括研究目的、意义、方法、数据收集与分析、结果解释和报告撰写等。

2. 检索文献

当确定好研究问题后，需多途径、多渠道、最大限度地检索与研究问题相关的文献（原始研究）。除了检索重要的网上电子数据库外，必要时需辅以手工检索、药厂咨询等其他手段。为了尽可能查全、查准，应根据研究问题确定正确的检索词，制定出合理的检索策略和检索范围。

3. 筛选文献

由于 Meta 分析常常基于一个特定的、明确的问题，因此在获得初步检索文献后，需通过明确的纳入和排除标准筛选出符合要求的文献。制定文献纳入和排除标准时，要充分考虑研究对象、设计类型、处理因素、结局效应、样本大小、观察年限、文献发表时间和语种等方面的问题。

4. 质量评价

通过筛选获得符合要求的文献后，尚需进行质量评价，因为只有好的原材料才能加工出好的产品。质量评价主要考察各原始研究是否存在明显的偏倚（如选择偏倚、信息偏倚、混杂偏倚等）及其影响程度。为了便于进行规范的质量评价，根据原始研究的不同设计类型，国际上已开发出一系列的针对性工具或量表。例如，针对 RCT 的质量评估，推荐使用 Cochrane 风险偏倚评估工具；针对队列研究和病例对照研究的质量评估，推荐使用 NOS 量表（Newcastle-Ottawa Scale）。

5. 提取信息

当完成以上步骤后，即进入原始研究的信息采集阶段。根据研究目的，可以设定不同的信息采集内容，但一般应包括原始研究的基本信息（如研究地区、作者、发表时间等）、研究特征（如研究设计、研究对象、纳入标准等）、结果测量（如结果指标、测量方法）等内容，必要时可从原文作者处获取未报告或阴性结果的原始数据。

6. 统计学处理

统计学处理是 Meta 分析最重要的步骤之一，其过程主要包括制定统计分析方案、明确资料类型、选择恰当的效应指标、纳入研究的异质性检验、选择适合的统计分析模型、效应合并值的参数估计与假设检验。

7. 敏感性分析

敏感性分析（sensitivity analysis）是指在一定的假设条件下，检查 Meta 分析结果是否稳定的一种方法。常用的方法有：①选择不同的统计模型，比较效应合并值点估计和区间估计的差异；②剔除质量较差的文献，比较剔除前后结果的差异；③对文献进行分层（亚组）分析，比较分层后各亚组结果的差异；④改变纳入和排除标准，比较改变前后结果的差异。

8. 结果的分析与讨论

Meta 分析结束后，根据合并的结果及其可信区间，可得到合并指标的具体效应大小及其精确程度。此时应结合研究目的、异质性检验和亚组分析的结果，讨论所获结果可能带来的实际意义或应用价值、异质性来源及其对合并结果的影响、潜在偏倚的识别与控制，等等。特别是对观察性研究的 Meta 分析结果，在进行解释时需慎重。

三、Meta 分析中的统计方法

（一）合并统计量

合并统计量也称合并效应量。Meta 分析需要将多个同类研究的结果合并（或汇总）成某个单一效应量（effect size）或效应尺度（effect magnitude），即用某个合并统计量反映多个同类研究的综合效应。

1. 分类变量

若要合并的指标是分类变量，可选择比值比 OR（odds ratio）、相对危险度 RR（relative risk）、危险度差 RD（risk difference）或率差（rate difference）作为合并统计量。其中，针对 OR 的合并还常用到 Peto OR，该指标是对事件发生率较小的结果进行 Meta 分析时最有效且偏倚最小的方法，例如病死率及生命分析。RR 或 OR 均为相对指标，而 RD 是两个危险度（或率）的绝对差值，合并结果的解释与单个研究的指标相同。

2. 数值变量

若要合并的指标是数值变量，可选择均数差（mean difference，MD）作为合并统计量。均数差分为加权均数差（weighted mean difference，WMD）和标准化均数差（standardized mean difference，SMD）。WMD 即为两均数的差值，保留了原单位；SMD 可简单地理解为两均数的差值再除以合并标准差的商，是一个没有单位的值。该指标不仅可以消除多个研究结果间的绝对值大小的影响，还可以消除多个研究结果间测量单位不同的影响。因此，SMD 适用于单位不同或均数相差较大的指标合并，但是，由于标化后没有了单位，解释 SMD 的结果时应慎重。

（二）Meta 分析的统计模型

Meta 分析常用的两类统计模型为固定效应模型（fixed-effect model）和随机效应模型（random-effect model）。

1. 固定效应模型

固定效应模型的理论假设是：所有同类研究来源于同一个效应的总体，同时各研究的方差齐，其效应综合估计的方差成分只包括了各个独立研究内的方差。此时在估计总效应时，用各个独立研究的内部方差来计算各研究的权重（W_i）。

2. 随机效应模型

随机效应模型的理论假设是：所有的同类研究可能来源于不同的研究总体，各个独立研究间具有异质性，其效应综合估计的方差成分既包括了各个研究内的方差，也包括了各个研究之间的方差，所以在估计总效应时将两个来源的方差综合起来计算权重（W_i）。对于异质性的资料，相对固定效应模型而言，随机效应模型所得结果其 95% CI 较宽，故其结果比较保守。

（三）异质性检验和统计模型的选择

1. 异质性检验

虽然进行 Meta 分析时制定了严格的文献纳入和排除标准，确保具有相同研究目的的文献才能进入，最大限度地减少了异质性来源，但由于一些潜在混杂因素的存在，仍有可能出现一些研究结果不同质的情况。因此，在合并各研究结果之前应当做异质性检验（heterogeneity test），以确定选用何种模型。常用 Q 检验法进行异质性检验。

$$Q = \sum W_i (T_i - \bar{T})^2$$

式中，W_i 为第 i 个研究的权重；T_i 为第 i 个研究的效应量；$\bar{T}$ 为所有纳入研究的平均效应量。Q 值服从自由度 $v = k - 1$ 的 χ^2 分布，k 为纳入 Meta 分析的研究个数。Q 值越大，

P 值越小。由于 Q 检验的效能较低，因此检验水准通常设定为 $\alpha = 0.1$。若 $P \leqslant \alpha$，则拒绝 H_0（各研究间的效应相同），可以认为各研究间存在异质性；反之，若 $P > \alpha$，则不拒绝 H_0，可以认为各研究间的异质性不大（同质）。

除了通过 P 值对异质性有无进行定性判断外，还可以采用 I^2 这一指标定量反映异质性的大小。I^2 用于描述由各研究所致而非抽样误差所引起的变异（异质性）占总变异的百分比，I^2 小于 50% 时认为其异质性可以接受。其计算公式如下。

$$I^2 = \frac{Q - (k-1)}{Q} \times 100\%$$

式中，Q 为上述异质性检验的统计量；k 为纳入 Meta 分析的研究个数。

一般情况下，在判断异质性时，常常将 Q 值和 I^2 结合起来进行分析。若 Q 检验结果为 $P > 0.1$ 且 $I^2 < 50\%$ 时，可认为各个同类研究具有同质性；而当 Q 检验结果为 $P \leqslant 0.1$ 时或 $I^2 \geqslant 50\%$ 时，则认为各个同类研究具有异质性。

2. 模型选择原则

经异质性检验，如果各个同类研究具有同质性，可采用固定效应模型计算合并后的统计量；如果各个同类研究具有异质性，应分析导致异质性的原因，如纳入研究的设计方案、研究对象的特征、测量方法、用药剂量、用药方法等因素是否相同（均衡可比）。如异质性不大可以接受，且有必要计算合并后的统计量时，可采用随机效应模型；若异质性检验的统计量在界值附近，最好同时采用上述两种模型分别进行计算后做出判断。若异质性太大，一般不再进行 Meta 分析，因为所获结果可能会存在很大偏倚。Meta 分析中不同资料类型对应的合并统计量、所用模型及计算方法见表 6-14。

表 6-14　Meta 分析中不同资料类型对应的合并统计量、所用模型及计算方法

资料类型	合并统计量	模型选择	计算方法
数值变量	WMD	固定效应模型	倒方差法
		随机效应模型	D-L 法
	SMD	固定效应模型	倒方差法
		随机效应模型	D-L 法
二分类变量	OR	固定效应模型	Peto 法或 Mantel-Haenszel 法
		随机效应模型	D-L 法
	RR	固定效应模型	Mantel-Haenszel 法
		随机效应模型	D-L 法
	RD	固定效应模型	Mantel-Haenszel 法
		随机效应模型	D-L 法
个案资料	OR	固定效应模型	Peto 法

（四）合并统计量的检验

合并统计量也是一个基于样本获得的结果，因而同样需要进行假设检验以考察该结果缘

于机遇造成的可能性大小。一方面，可以通过 Z 检验得到该统计量的概率 P 值。当 $P \leqslant 0.05$ 时，提示多个研究的合并统计量有统计学意义；反之，当 $P > 0.05$ 时，提示多个研究的合并统计量无统计学意义。另一方面，也可根据合并统计量的可信区间进行假设检验。当合并指标为 OR 或 RR 时，若其 95% CI 包含 1，则等价于 $P > 0.05$，即该 OR 或 RR 无统计学意义；若不包含 1 则等价于 $P \leqslant 0.05$，即该 OR 或 RR 有统计学意义。当合并指标为 RD、WMD 或 SMD 时，若其 95% CI 包含 0，则等价于 $P > 0.05$；若 95% CI 不包含 0，则等价于 $P \leqslant 0.05$。

（五）Meta 分析结果的表达

森林图

Meta 分析的结果通常用"森林图（forest plot）"表示。森林图是以统计指标和统计分析方法为基础，用计算结果绘制的图形。在平面直角坐标系中，以一条垂直的竖线代表无效应线（对应在横坐标上为 0 或 1），每条与横坐标平行的线段代表每一个研究，线段中央的小方块代表该研究结果的统计量所在的位置，方块大小代表该研究在合并过程中的权重大小，线段的宽度代表统计量的 95% CI。图下方的菱形表示将多个研究合并后得到的统计量大小及其 95% CI。此外，图中还会显示异质性检验的统计量及其 P 值、合并统计量的 Z 值及其 P 值。森林图简单而又直观地描述了 Meta 分析的统计结果，是 Meta 分析中最常见的结果表达形式。

现以 OR 为例，通过某一模拟数据介绍 Meta 分析森林图的解读（图 6-1）。该例为干预组（A 药）与对照组（B 药）治疗某疾病的效果比较，结局指标为有效率（有利结局），效应指标为 OR，OR 的无效应线对应的横坐标刻度为 1。当某个研究的 OR 值 95% CI 包含了 1，即在森林图中其 95% CI 的横线与无效应线相交时，可认为干预组与对照组的有效率比较差异无统计学意义。本例显示，S1 2001、S2 2002、S3 2003、S7 2007、S8 2008、S9 2009

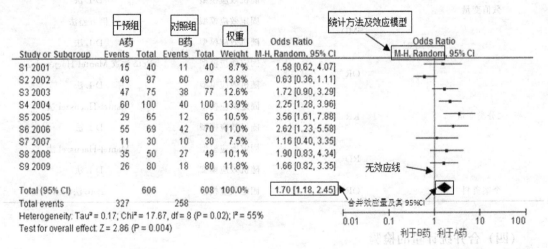

图 6-1　A 药与 B 药疗效比较的 Meta 分析（模拟数据，RevMan 5.3 软件）

六个研究，A 药与 B 药的有效率差异均无统计学意义；而 S4 2004、S5 2005、S6 2006 三个研究，A 药与 B 药的有效率差异均有统计学意义，A 药效果均好于 B 药。最后合并的 OR 值为 1.70，95％ CI 不包含 1（未与无效应线相交），显示 A 药与 B 药的有效率差异有统计学意义，A 药的有效率平均是 B 药的 1.70 倍。

从森林图中还可看到其他信息。例如，异质性检验的结果显示，Tau^2（反映研究间方差的指标）=0.17；Chi^2（即 χ^2 值）=17.67；df（自由度）=8；P=0.02；I^2=55％，提示各研究间存在明显的异质性，故该 Meta 分析选择了随机效应模型。另外，权重结果提示，S4 2004 这一研究所占的权重比例最大（13.9％），因其 95％CI 最短（该研究的样本量最大）。图形最左下角为合并效应量的检验结果，Z=2.86（P=0.004），提示合并效应量有统计学意义（与 95％ CI 的判断结果一致）。

（六）报告偏倚及其评价

纳入研究的完整性是影响系统评价结果和结论准确性的重要因素。目前，纳入研究的完整性主要通过报告偏倚（reporting bias）来衡量。当一项研究成果的传播受到其自身传播性质和研究结果方向（如阴性结果）的影响导致其发表或未发表时，就会产生报告偏倚。

1. 报告偏倚的分类

（1）发表偏倚（publication bias） 是指因研究成果的发表或未发表造成的偏倚。"有统计学意义"的研究结果比"无统计学意义"或无效的研究结果被报告和发表的可能性更大。若 Meta 分析只是基于已公开发表的研究结果，可能会因为有统计学意义的占多数，从而夸大效应或危险因素的关联强度而导致偏倚发生。

（2）滞后性偏倚（time lag bias） 是指研究成果快速发表或延后发表造成的偏倚。

（3）重复发表偏倚（duplicate publication bias） 是指研究成果发表多次或仅发表一次造成的偏倚。

（4）发表位置偏倚（location bias） 是指研究结果发表的杂志不同，而不同杂志被获取的程度和被标准数据库索引的水平不同从而造成偏倚。

（5）引用偏倚（citation bias） 是指研究结果的引用与不被引用而造成的偏倚。

（6）语言偏倚（language bias） 是指研究结果以某种语言发表而造成的偏倚。

（7）结局报告偏倚（outcome reporting bias） 是指由研究结果的性质和方向导致选择性报告某些结局而不报告其他结局造成的偏倚。

此外还有数据库偏倚（database bias）、纳入标准偏倚（inclusion criteria bias）和筛选者偏倚（selector bias）。

2. 发表偏倚的评价

由于发表偏倚是报告偏倚中最常见也最严重的偏倚，因此当前评价报告偏倚主要集中于发表偏倚。以下简单介绍几种常用的发表偏倚评价方法。

（1）漏斗图（funnel plot） 是一种定性测量发表偏倚的常用方法，是基于对干预措施效果估计的准确性随样本含量增加而提高的假定设计，以每个研究干预措施效果的估计值或其对数为横坐标，以每个研究的样本量大小或标准误的倒数为纵坐标形成的散点图。一般数量多、精度低的小样本研究的效果估计值广泛分布在图的底部，呈左右对称排列；而数量少、精度高的大样本研究的效果估计值分布偏上，分布范围较窄且逐渐向以合并效应量为中心的位置集中。当无发表偏倚时，其图形呈对称的倒漏斗状，故称为漏斗图。如图 6-2，对前述模拟数据结果进行发表偏倚评价，结果显示漏斗图不对称，提示存在发表偏倚的可能性较大。

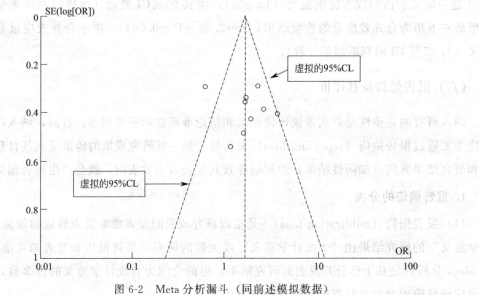

图 6-2　Meta 分析漏斗（同前述模拟数据）

　　存在发表偏倚时，如某些小样本且无统计学意义的研究未发表，会导致漏斗图不对称，且图形的底部有缺口。这种情况下，Meta 分析计算出的合并效应量常常倾向于高估干预措施的效果。漏斗图不对称越明显，存在发表偏倚的可能性就越大。当然，发表偏倚不是导致漏斗图不对称的唯一因素，方法学的质量不同、干预措施效果的异质性、偶然的机会性因素也可导致漏斗图不对称。另外，当纳入的研究数量太少时，漏斗图不对称的原因也会难以判断，此时应谨慎解释漏斗图的结果。

　　（2）敏感性分析（sensitivity analysis）　Meta 分析检索到一些小样本研究证据时，评价者应考虑进行敏感性分析来观察 Meta 分析的结果是否会发生改变，以检验是否存在与小样本研究有关的偏倚。当排除非多中心的、小样本的临床试验并进行敏感性分析时，若合并结果的方向改变，提示小样本研究的偏倚较大，此时需谨慎解释结果。

　　（3）失安全系数（fail-safe number）　是指推翻当前合并结论或使当前合并结论逆转所需要的结果相反的研究个数。失安全系数越大，说明 Meta 分析的结果越稳定，结论被推翻的可能性就越小。该方法的优点是简便易行，缺点是当其本身合并效应量无统计学意义时则不能应用。

　　尽管目前证据明确证实，发表偏倚和其他类型的报告偏倚可导致过度乐观地估计干预措施的效果，但如何发现和校正发表偏倚仍存争议。不过，全面准确地检索文献始终是预防报告偏倚的重要手段。

四、Meta 分析的优点与局限性

1. Meta 分析的优点

与传统的综述相比，设计科学、实施规范的 Meta 分析能对原始研究证据进行更客观的评价，对效应指标进行更准确的评估，从而为医学实践和决策提供相对更加真实可靠的信息。Meta 分析的优点可归纳为以下几点。

① Meta 分析能对同一主题的多项原始研究结果的一致性进行评价，并提供解决结果不一致的定量分析手段。

② Meta 分析的结果可以发现某些（个）研究未阐明的问题，从而为进一步研究指明方向，提出新的假说。

③ Meta 分析可作为某些条件（如时间、研究对象等）受限制时，或大样本多中心干预研究缺乏的一种选择。

2. Meta 分析的局限性

Meta 分析作为一种统计学方法，其基本思想是通过对同一主题的原始研究结果进行综合，以获得更加真实可靠的结果。因此，理想的 Meta 分析应纳入所有相关的、高质量的同质研究，并采用合适的模型和正确的统计方法。然而，由于某些因素的存在和影响，Meta 分析也存在一定的局限性。

① Meta 分析难以纳入全部的相关研究，也就难以避免报告偏倚。尽管目前国际上正在大力推动临床试验的透明化（临床试验注册制度），但尚未形成根本约束力；阴性研究结果和无效的结果能否得到发表，仍受制于杂志社、编辑、审稿专家和研究者的个人偏好，因此不可能完全避免发表偏倚。2008 年《新英格兰医学杂志》发表的一项关于抗抑郁药物临床试验发表偏倚现状的研究显示，在 74 项美国食品与药物管理局（Food and Drug Administration，FDA）注册研究中，约 31% 的研究结果未正式发表，其中主要为阴性研究结果。

② Meta 分析难以处理各研究间异质性可能产生的影响。异质性来源包括：a. 病例来源不同，如亚洲、欧洲人群；b. 病例选择标准不同，如年龄、疾病分期、病理类型不同；c. 干预措施不同，如给药方式、维持治疗方案不同；d. 研究终点指标的定义不同，如生存期起点的定义不同可造成总体生存时间的不同。

③ Meta 分析的统计方法本身尚不够完善。如多个均数的比较及等级资料的比较时，仍无成熟的 Meta 分析方法。即便是现有方法，目前也主要用于 RCT 这一类的高质量原始研究，对于其他可能存在较多偏倚的结果（尤其是观察性研究结果）的合并仍存在不少争议。

总之，由于 Meta 分析属于二次研究，既受来自原始研究方面的影响，又存在方法学本身的局限，因此应正确认识 Meta 分析的作用，谨慎解释 Meta 分析的结果。

1. 延伸阅读

当前，新的 Meta 分析方法层出不穷。例如，单纯 P 值的 Meta 分析；单组率的 Meta 分析；累积 Meta 分析；诊断 Meta 分析；前瞻性 Meta 分析；基于个体数据的 Meta 分析；患者报告结局的 Meta 分析；等等。请检索自己感兴趣的 Meta 分析类型进行深入学习。

2. 实践训练

Meta 分析本质上属于观察性研究，其结果难免会存在各种偏倚。报告偏倚虽是最主要的偏倚来源，但仍有其他的偏倚会影响 Meta 分析的结果。请结合 Meta 分析的基本思想和步骤，尝试列举除了报告偏倚之外的其他偏倚类型。

（章志红）

参 考 文 献

[1] 罗杰，冷卫东 . 系统评价/Meta 分析理论与实践 . 北京：军事医学科学出版社，2013.

[2] 刘鸣 . 系统评价、Meta 分析设计与实施方法 . 北京：人民卫生出版社，2011.

[3] Elwood M. Critical appraisal of epidemiological studies and clinical trials. 2nd edition. London：Oxford University Press，1998.

[4] Godlee F. Clinical Evidence：A compendium of the best available evidence for effective health care. London：BMJ Publishing，1999.

[5] 孙振球 . 医学统计学 . 第 3 版 . 北京：人民卫生出版社，2010.

下 篇

应 用 篇

第七章
防治问题的循证实践

案例展示

某咨询者，男性，53 岁，公司经理，吸烟（20～40 支/天），嗜好饮酒。经常出差，工作应酬多，精神压力大，无锻炼习惯，最近 2 年体重增加明显。其父、其兄均在 60 岁前诊断有"2 型糖尿病"；其母 50 岁患高血压，65 岁时死于脑卒中；其父 71 岁时被诊断为"急性心肌梗死"。体格检查结果：体重 92kg，腰围 102cm，BMI 32kg/m^2，血压 128/80mmHg，静息时心率 88 次/分，有腹型肥胖，其余未见异常。实验室检查显示：空腹血糖 6.5mmol/L，血肌酐 141mmol/L。门诊医生认为该咨询者目前表现为空腹血糖受损（impaired fasting glucose，IFG）且有糖尿病和高血压的家族史，属于糖尿病的高危个体，建议其控制饮食、加强体育锻炼，但该咨询者认为平日应酬太多，饮食难以控制，体育锻炼也缺乏时间，且其父虽长期坚持锻炼，仍在 52 岁时罹患糖尿病，因此该咨询者提出："是否可用药物来预防糖尿病的发生？"

循证实践的最终目标就是应用最佳证据去解决各种问题。在疾病防治工作中，我们常常关注某种干预是不是有效果，有多大的效果。所谓干预（intervention），泛指人为施加的，作用于个体或群体以达到预期目标的手段、措施或办法，既包括临床治疗中的药物、手术、建议等，也包括公共卫生领域的健康计划、项目、活动等，甚至包括卫生政策、法规、制度等。因此，在医学领域，干预既可以针对个体，也可以针对群体；既可以用于治疗，也可以用于预防。在临床工作中，多数干预都基于治疗的目的，但也有不少基于预防的要求，本章一开始的案例就属于后者。

第一节
问题的提出

日常临床防治实践中的问题，既可来源于防治对象，也可来源于临床医生。不管问题来源何处，最后都需要临床医生去解决。临床医生应善于利用自己的知识与经验，从防治对象的具体病况中充分挖掘有价值的信息，并通过寻找最新、最佳的防治手段或方法去尝试解决这些问题。

本案例中的中年男性，有高血压、糖尿病、脑卒中、心肌梗死的家族史，超重并有IFG，属于糖尿病的高危个体。该咨询者自觉无法进行饮食控制，且对体育锻炼预防糖尿病持怀疑态度。本案例的问题来源于患者，即希望通过服用某种药物来预防糖尿病的发生。根据 PICO 模式，可将最初的临床问题转换成可以回答的形式。"具有罹患糖尿病风险的高危个体，口服药物与饮食控制和体育锻炼比较，能否更好地预防糖尿病的发生？"此处的口服药物可以是减肥药（如奥利司他）、血管紧张素转化酶抑制药、血管紧张素 II 受体拮抗药、他汀类、噻唑烷二酮（如罗格列酮、二甲双胍及阿卡波糖）等药物。

该医生根据经验，决定首先查找二甲双胍的相关证据。

第二节
证据的检索

解决问题的过程实际上是查找证据、评价证据和应用证据的过程。当构建好明确可回答的问题后，需进行文献检索查看是否有解决该问题的证据。文献检索时，临床医生应结合专业知识，选择恰当的关键词（或主题词），制定合理的检索策略，按照循证医学证据资源的 5S 模型选择数据库（详见理论篇的有关章节），尽可能查全查准以获得最新最佳的证据。

针对本案例中的情况，根据 PICO 模式，对应的关键词分别为："diabetes mellitus"、"metformin"、"diet or exercise"、"prevention"、"incidence"。此外，还可以加入一些防治研究方法学的特征性关键词，如 "RCT" 等。

作为证据的使用者，在查找证据时应优先选择经过评价后的数据库或临床指南数据库，如 Clinical Evidence、UpTodate、ACP journal club、NGC（www. guideline. gov），等等；其次为系统评价数据库，如 Cochrane Library、Evidence Based Medicine，等等。如果无法使用以上数据库或在以上数据库中未能找到相匹配的证据，此时再考虑检索原始文献数据库，如 PubMed、Embase、中国知网（China National Knowledge Infrastructure，CNKI）、中国生物医学数据库（China Biology Medicine，CBM）、中文科技期刊数据库（Chinese Scientific Journal Database，CSJD）、中国期刊全文数据库（Chinese Journal Full-text Database，CJFD）和万方数据库，等等。

本案例选择 ACP Journal Club 作为检索数据库，检索结果见图 7-1。

从 2002 年 ACP Journal Club 137 卷第 2 期中找到与该问题密切相关的一篇文献，题目为 "A lifestyle intervention or Metformin prevented or delayed the onset of type 2 diabetes in persons at risk"。根据文献的信息可找到全文出处（图中划线所示）为 "2002 年 N Engl

ACP Journal Club®
ARCHIVES

About ACP Journal Club | About ACP

Search the Archives   Search

Current issues of ACP Journal Club are published in *Annals of Internal Medicine*

Home | 2002 Sep-Oct | Volume 137, Number 2 | Page 55

« PREVIOUS ARTICLE IN THIS ISSUE   NEXT ARTICLE IN THIS ISSUE »

Therapeutics

A lifestyle intervention or metformin prevented or delayed the onset of type 2 diabetes in persons at risk

ACP J Club. 2002 Sep-Oct;137:55. doi:10.7326/ACPJC-2002-137-2-055   📄PDF

Source Citation

Diabetes Prevention Program Research Group. **Reduction in the incidence of type 2 diabetes with lifestyle intervention or metformin.**
N Engl J Med. 2002 Feb 7;346:393-403. [PubMed ID: 11832527] (All 2002 articles were reviewed for relevancy, and abstracts were last

图 7-1　ACP Journal Club 数据库的检索结果

J Med 346 卷第 6 期"，题目为 "Reduction in the incidence of type 2 diabetes with lifestyle intervention or Metformin"。该证据以下简称"二甲双胍预防糖尿病试验"。

第三节

证据的评价与应用

　　一般而言，在获得的研究证据中，应优先采用综合证据、临床指南或高质量的系统评价等二次证据。在上述证据均无的情况下，再考虑使用单个防治性研究的证据。单个研究证据是临床实践中较易获得的证据，其中质量佳且样本量较大的 RCT 有重要的临床价值，也是系统评价证据的重要来源。当然，无论何种来源的证据，在使用之前均需进行质量评价。

一、证据的评价

（一）证据的真实性

　　真实性是评价证据质量的重要标准。良好的真实性意味着研究设计合理，结果准确可靠。因此，研究方案的设计和研究结果的测量是影响证据真实性的两个重要方面。

1. 证据是否来源于 RCT

　　在所有研究设计中，随机对照试验（RCT）是评价干预措施效果的金标准，原因就在于此种研究设计发生各种偏倚（选择偏倚、信息偏倚和混杂偏倚）的可能性相对最小。因此，检索文献和获取证据时应尽可能采用 RCT 的结果。

　　基于 RCT 的原理，可以从以下几个方面对 RCT 证据进行评价。

① 研究对象是由随机抽样还是非随机抽样产生？

② 研究对象是否随机分组，具体随机方法是什么？

③ 研究对象是否采用分层随机分组，分层因素是什么？

④ 研究对象的随机分组是否采用了隐藏措施即随机分配方案隐藏，以使分组纳入研究对象的过程不受主观或人为因素的影响？

⑤ 研究对象的组间基线特征是否平衡？分组后，如果组间基线不可比，是否进行了相应的校正（如年龄、性别、病情等影响预后的因素）？

检索的证据如果缺乏 RCT，则应对非 RCT 证据进行分析与评价，以寻找相对较佳的证据。在分析与评价非 RCT 的防治性研究证据时，应注意以下情况：①如所获研究证据为阴性结果，即无效或有害，或者弊大于利，则其可信度较高。因为大多数期刊更倾向于报道阳性结果，而非 RCT 出现假阳性结果的概率往往较高，即有效率报道偏高。②如果对一些难治的且预后较差的疾病进行非 RCT 研究，其结果显示佳，则其可信度较高。如重症肝炎肝功能衰竭，应用中西医结合治疗可降低病死率，提示该疗法有效。③有些不可能进行 RCT 的罕见疾病，其证据只能源于病例系列分析或病例报告。

2. 所有纳入的研究对象是否随访完整，随访时间是否足够长

随机化分组之后，应对所有纳入的研究对象进行随访（follow-up）。因为任何入组对象的丢失，都会直接影响最后结果的真实性。例如，疗效差的患者退出，在最终分析结果时，会使治疗效果偏高；有的患者因为干预措施的副作用从实验组中退出，可能会低估干预措施的危害。理想的情况是在整个研究过程中没有失访的发生，但这常常难以做到。为了减少失访（loss of follow-up）对结果的影响，失访率应控制在 10% 以内，如果超过 20%，则研究结果的真实性、可靠性会受到明显影响，甚至完全不可信。为了估计失访对研究结果真实性的影响，常用的方法是将实验组失访的对象全部视为无效，而对照组失访的对象全部计为有效来分析，如果仍然与原有结论一致，提示失访的影响较小，可以接受原有的结论。

为了获得满足统计学要求的观察终点事件，减少假阴性结果，在研究中应设计足够的随访期。例如，采用他汀类降脂药治疗高胆固醇血症病人，如果仅随访 1 个月，降脂效果未达到最佳，不可能出现观察终点（如判断为有效）。随访的具体时间取决于研究疾病的病程特点和观察终点事件的性质，短的可能几周，长的甚至需要 1 年以上才能显示防治措施的效果。例如，研究药物预防首次食管静脉曲张出血，观察时间至少应在 1 年以上。

3. 对随机分组的所有研究对象是否进行了意向治疗分析

被随机分配入组的对象，因各种原因可能出现失访。例如，患者因副作用发生出现中途停药，或依从性差而未按医嘱服药等。如果此部分患者不纳入分析，必然会破坏原有的随机化分配方案和基线可比的状态，以致影响结果的真实性。此时应按照原有随机分组的情况对所有研究对象进行意向治疗（intention to treat，ITT）分析，即无论是否接受安排的干预措施，所有患者均按最初随机分配的方案进行最终的结果分析。在阅读 RCT 证据时，需特别注意作者是否实施意向治疗分析并报告结果，而不仅仅是简单地提及。

意向治疗分析容易获得假阴性的结果，因此在临床实践中，为了客观评价防治措施的效果，常常同时报告其他方法分析的结果，如完成治疗（per protocol，PP）分析。完成治疗分析要求进入最终资料分析的对象只限定于那些完全遵守实验规程接受了干预措施的对象，在分析时剔除了失访者的资料，计算的人数仅为随访完整的对象。完成治疗分析的结果容易出现假阳性，如果意向治疗分析和完成治疗分析的结果一致性好，提示失访造成的影响较小。

4. 对研究对象和研究人员是否实施了盲法

采用随机分组的原则可以最大限度地控制选择偏倚，但在防治性研究资料的收集过程中仍有可能发生信息偏倚。如果受试对象知道自己接受的是干预措施或对照措施，研究人员或资料收集人员也知道研究对象的具体分组情况，那么在测量和报告结果的过程中将难以避免主观因素的影响。例如，当受试对象知道自己接受的是干预措施（如新药），会增加信心和依从性，将可能夸大干预措施的效应。实施盲法的目的就是为了减少信息偏倚，可根据被盲的对象分为单盲（single-blind）、双盲（double-blind）或三盲（triple-blind）。单盲一般仅对受试对象设盲；双盲同时对受试对象和研究者（负责数据测量收集）设盲；三盲不仅对受试对象和研究者设盲，还对数据统计分析人员设盲。当无法对研究对象和研究者实施盲法时（如外科手术和药物的效果比较），可以安排其他医生来评价临床记录或使用客观指标评价防治效果。若使用临床记录，则应去除所有可能涉及破盲措施的信息，以保证盲法的真正实现。

5. 除干预措施不同外，各组研究对象接受的其他处理措施是否相同

研究对象除了接受安排的干预措施外，若有意或无意采用了其他具有相似作用的干预措施，可能会对结果的真实性产生影响。沾染（contamination）和干扰（co-intervention）就是两种常见的情况。前者指对照组的对象接受了实验组的防治措施，使得实验组和对照组间的效应差异减小；后者指实验组的对象接受了类似干预措施的其他处理，人为扩大了组间效应的差异。因此，除了实验组对象接受的干预措施和对照组接受的对照措施不同之外，其他的处理措施在组间应尽可能一致，这样才能减少非处理措施可能造成的影响以保证结果的真实性。

以上所述仅仅是评价单个RCT真实性的一些重要原则，但并非全部。例如，RCT统计学方法是否正确合理、样本量是否足够、研究对象是否有明确的诊断标准、有无纳入与排除标准等，在评价时也应予以考虑。

"二甲双胍预防糖尿病试验"在以下方面符合证据的真实性特点。

（1）该证据为RCT　①研究对象进行了随机分组（由中心人员产生随机方案）；②对随机分配方案进行了隐藏，并按此方案将受试对象进行分组，二甲双胍药片和安慰剂（placebo）的外观一致；③两组对象有相似的人口学特征、种族、糖尿病家族史和糖代谢特征，基线具有较好的可比性。

（2）各组研究对象除干预措施外的其他处理措施完全相同　研究对象共分3组，各组接受的干预措施分别如下。①严格的生活方式干预组（1组）：严格生活方式干预，即接受正规的训练课程（旨在通过低热量、低脂肪饮食和中等强度的体力活动使个体初始体重有≥7%的减轻）。②二甲双胍组（2组）：在标准生活方式干预的基础上服用二甲双胍（850mg，每日2次）。标准生活方式指受试对象只是强调控制体重和锻炼的重要性。③安慰剂组（3组）：在标准生活方式干预的基础上服用安慰剂（1片，每日2次）。除了干预措施二甲双胍外，2组和3组所有受试对象均接受了相同的处理。

（3）纳入的研究对象随访基本完整，随访时间较长　该研究的失访率为7%，未超过10%，并且研究者对失访的原因作了详细说明；随访的平均时间为2.8年，可观察到预期防治效应的发生。

（4）对随机分组的所有研究对象进行了意向治疗分析。

（5）对受试对象和研究人员实施了盲法　该研究对所有受试对象均设盲进行锻炼、服药，临床医生和护理人员虽然知道生活方式干预组分组情况，但不参与数据收集。

综上所述，"二甲双胍预防糖尿试验"采用了随机的方法对受试对象进行分组，且对随机分配方案进行了隐藏，对受试对象、数据收集者采用了盲法，失访率较低，并在结果中进行了意向治疗分析，实验组和对照组的基线具有较好的可比性。总的来说，该RCT所获结果的真实性较好。

（二）证据的重要性

在证据真实的前提下，还应对防治措施效应的大小、有无统计学意义和临床意义即重要性进行分析与评价。真实且重要的证据，才有使用的实际价值。效果好、使用安全、无副作用是防治措施效应评价的基本标准。效应包括正效应和负效应，鉴于单个研究所报道的效应是平均效应，因此还须同时考察效应的有效范围（即精确度）作为循证的参考。

1. 效应的大小

（1）正效应　正效应的大小通常可用率来表示，即有效率、治愈率、生存率、保护率等。这些指标虽能反映各组效应的大小，但单独使用时不利于综合反映防治措施的重要性及其程度。以下指标可以弥补上述指标的不足。

① 相对危险度减少（relative risk reduction，RRR）。

$$RRR = (CER - EER)/CER$$

注：CER为对照组事件发生率（control event rate），EER为实验组事件发生率（experiment event rate）。

② 绝对危险度减少（absolute risk reduction，ARR）。

$$ARR = CER - EER$$

③ 多获得1例有利结果需要防治的病例数（number needed to treat，NNT）。

$$NNT = 1/ARR$$

（2）负效应　在防治性研究中，防治措施的安全性也是需特别关注的一个问题。例如，与安慰剂比较时，通常新药易发生不良反应（adverse drug reaction，ADR）。因此，在分析和评价防治性证据时，应关注不良反应的发生率、种类和强度。与评价正效应类似，可通过计算以下指标综合反映负效应的大小及程度。

① 相对危险度增加（relative risk increase，RRI）。

$$RRI = (EER - CER)/EER$$

② 绝对危险度增加（absolute risk increase，ARI）。

$$ARI = EER - CER$$

③ 多发生 1 例不良反应需要防治的病例数（number needed to harm，NNH）。

$$NNH = 1/ARI$$

以上指标的意义和解释请参阅本书第六章。

2. 效应的精确度

由于防治性研究多为抽样研究，其结果来源于代表性样本而非研究对象总体，因此根据样本数据获得的效应大小都是点估计值，其精确度通常用 95％可信区间（95％ confidence interval，95％CI）来表示。可信区间范围的宽窄反映了精确度的大小，95％ CI 范围越窄则结果越精确。

"二甲双胍预防糖尿病试验"的研究结果显示：平均随访 2.8 年，累计糖尿病的发生情况如下。①严格生活方式干预组与安慰剂比较：糖尿病发病率分别为 14.4％和 28.9％，RRR 为 50％（95％ CI，41％～58％），NNT 为 7（95％ CI，6～10）。②二甲双胍组与安慰剂组比较：糖尿病发病率分别为 21.7％和 28.9％，RRR 为 25％（95％ CI，13％～35％），NNT 为 14（95％ CI，9～34）。该随机对照试验显示：与安慰剂比较，随访 3 年，二甲双胍可使糖尿病发生的相对危险减少 25％；用二甲双胍干预 14 例糖尿病高危患个体，就可以预防 1 例不发生糖尿病。上述结果的精确度也较好，提示该研究证据在实际应用中具有一定的重要性（价值）。

（三）证据的适用性

他人的研究证据可否用于自己的防治对象，需考察证据的适用性。就特定的使用对象而言，真实且重要的证据不一定适用。适用性的评估通常包括以下方面。

1. 防治对象的情况是否与拟使用证据的对象相符

任何防治性研究的结果，均来自不同特征的研究对象。在使用他人的研究证据时，应关注自己的防治对象的特征是否与证据来源的研究对象的特征基本相似，尽量"对号入座"，否则就可能出现偏差。例如，疾病的诊断标准是否相同；纳入标准（inclusion criteria）和排除标准（exclusion criteria）是否与拟使用证据的对象相符；年龄、性别、病情严重程度等是否相似。如果两者一致或基本一致，意味着该证据的适用性较好；如果差别较大，则须谨慎对待。例如，证据中的研究对象均为 25 岁以上（性别不限），BMI 大于 22（亚洲人群），而本案例的咨询者 53 岁，BMI 为 32。显然，就这两个特征而言，两者是相符合的。

在评价防治性研究证据时，还应注意是否进行了效应的亚组分析。有时，证据在整体上可能缺乏适用性，然而在一些亚组中可能会发现有价值的信息。如果防治对象与拟使用证据某亚组对象的情况正好相似，那么这个亚组的防治效应就可能具有一定的适用性。

就本案例而言，咨询者与拟使用证据的研究对象的某些特征不同。该咨询者一侧肾脏切除，肾脏功能轻度受损，而拟使用证据排除了肾脏功能受损的对象（因二甲双胍对肾脏有不良反应）。因此，假如该咨询者拟使用二甲双胍预防糖尿病，应重新评价其肾脏功能，如果正常，可以考虑在医生的监测下谨慎用药。

2. 在现有的条件下是否可采用该研究证据

拟采用的防治措施，还会受到医生的技术水平、医院的设备条件、接受者的意愿以及经济承受能力等因素的影响或限制。例如，冠心病的介入治疗，对医院、医生和患者都有相应的要求，即使该疗法对患者明确有效，若不具备上述条件仍无法付诸实施。"二甲双胍预防糖尿病试验"所用药物二甲双胍在国内绝大多数医院均可获得，价格不贵，且被列入基本药物目录。

3. 防治措施对受试对象是否利大于弊

一般而言，除外紧急情况的处理，在使用防治措施时均应遵循利大于弊的基本准则。NNT（反映正效应）和 NNH（反映负效应）就是反映防治措施利与弊的量化指标。在判断利弊的相对程度时，可应用利弊比（likelihood of being helped versus harmed，LHH）这一指标。该指标是 NNT 与 NNH 的倒数之比，LHH 值越大越好。

$$LHH =1/NNT÷(1/NNH)$$

"二甲双胍预防糖尿病试验"的研究结果提示，防治 1 例糖尿病发生，需要用生活方式干预 7 位患者，需要用二甲双胍治疗 14 例患者。二甲双胍的主要不良反应为轻到中度胃肠道反应，而锻炼的主要不良反应为肌肉不适。有文献报道，二甲双胍的费用可能低于生活方式干预的费用，因为生活方式干预贵在长期坚持，而现代社会物质生活水平高、生活节奏快、精神压力大，"管住嘴"难，"迈开腿"更难。因此，选择二甲双胍或生活方式干预各有优势，也各有不足。

4. 干预措施是否符合防治对象的价值取向与期望

在循证防治实践中，对拟采用防治措施（证据），临床医生在决策时一定要尊重防治对象对干预措施的价值取向，即是否愿意接受，或愿意接受哪一种防治措施，同时尚需了解防治对象对干预效应的期望。具体应遵循以下基本原则。

① 对任何拟采用的防治措施，一定要把安全性放在首位，即不良反应要最小化；同时还要注重效果，利弊比越大越好。

② 如果有多种备选干预措施可供选择且效应相似，则应优先选择成本低的措施，以减轻患者及其家庭的经济负担。

③ 对于任何干预措施，一定要让防治对象充分了解干预的目的和意义，有利于防治对象积极配合，保持良好的依从性。

④ 在干预过程中务必认真随访观察防治措施的效果，加强沟通，增进互信。

二、证据的应用

本案例中的咨询者属于糖尿病高危个体，自觉无法控制饮食，对体育锻炼预防糖尿病的效果也持怀疑态度，有强烈使用药物进行预防的意愿；经济状况好，医疗费用完全可以承受。临床医生根据咨询者提出的问题，按照循证治疗实践的步骤，对证据进行了全面的检索，对证据的真实性和重要性进行了严格的评价。结合现有的临床证据，临床医生认为糖尿病高危个体可以使用二甲双胍来预防糖尿病的发生。

医生告知该咨询者，生活方式干预和二甲双胍药物干预都能显著降低糖尿病的发生风险，且各有利弊。生活方式干预需要时间和坚持，二甲双胍作为药物长期使用可能会发生不良反应，尤其在肾脏功能受损的情况下需谨慎对待。在交代有关事项后，医生要求咨询者自己作出决策。

该咨询者与家属沟通意见后，结合自身工作性质和特点，提出愿意通过服药来预防糖尿病。医生在评估咨询者的肾脏功能及其他健康状况后，为其制定了治疗方案，并嘱托定期随诊监测肾功能变化。同时，仍旧建议其在时间允许的情况下控制饮食、加强体育锻炼。

本案例中，临床医生根据经验只查找了二甲双胍的相关证据，其他药物的疗效如何？事实上，作为决策者，临床医生应围绕药物预防糖尿病这一主题，去系统查找、比较和筛选其他可能对预防糖尿病有帮助的药物，从而做出最优的选择。限于篇幅，本章不做详细介绍。

（奉水东）

参 考 文 献

[1] 黄民主. 循证医学. 北京：高等教育出版社，2015.

[2] 李幼平. 循证医学. 北京：高等教育出版社，2003.

[3] 王家良. 循证医学. 第 2 版. 北京：人民卫生出版社，2010.

[4] 王吉耀. 循证医学与临床实践. 第 2 版. 北京：科学出版社，2006.

[5] Knowler W C，Elizabeth B C，Fowler S E，et al. Reduction in the Incidence of T2DM with Lifestyle Intervention or Metformin. N Engl J Med，2002，346（6）：393-403.

[6] 詹思延译. 循证实践与教学. 第 3 版. 北京：北京大学医学部出版社，2006.

[7] Sackett D L. Evidence-based medicine：how to practice and teach EBM. London：Churchill Livingstone，2000.

[8] Paul G，Chris D M，Janet S. Evidence-based Practice Workbook. Oxford：Blackwell Publishing，2007.

[9] Guyatt G，Rennie D，Meade M，et al. Users' guides to the medical literature：a manual for evidence—based clinical practice. 3rd edition. New York：McGraw-Hill Education，2015.

[10] Haynes R B. Of studies，syntheses，synopses，summaries，and systems：the "5s" evolution of information services for evidence based health care decisions. Acp Journal Club，2005，145（3）：a8-a9.

[11] Schulz K. The Lancet handbook of essential concepts in clinical research. London：Elsevier Limited，2005.

第八章
诊断问题的循证实践

案例展示

患者，女，48岁。腰背部疼痛2个月伴发热2天入院。查体：生命体征平稳，右腰部压痛、叩击痛。既往史：有右肾结石病史5年。入院第二天行输尿管镜腔内碎石术去除右肾结石。第三天突发寒战、高热39℃，呼吸40次/分，血压97/55mmHg，心率120次/分，伴尿少、胸闷、躁动、谵妄。急查血常规：WBC $13.5×10^9$/L，N 85%。已送血尿微生物培养。结合主诉及现有辅助检查临床上所提出的问题是：该患者主要考虑什么疾病？

临床的合理治疗离不开高质量的诊断。就诊者是否患病、患何种疾病，需要医生根据其病史和体格检查、实验室检查、辅助检查等结果进行综合判断。一般来说，凡是能够帮助医生提高对就诊者是否患某病的估计概率的方法，均可看作是诊断方法，只不过不同的方法其诊断能力可能存在很大的差别。近年来随着医学技术的进步，新的诊断方法层出不穷，为提高临床工作质量奠定了坚实的基础。

在临床实际工作中，医生常常面临两个层面的诊断问题：①提出待查疾病的初步诊断和鉴别诊断，即首先考虑可能是什么疾病，需要与哪些疾病进行鉴别；②选择恰当的诊断方法，即在可选的多种诊断方法中选出在准确性、安全性、适用性和经济性等方面均相对较优的方法。在循证医学时代，无论哪个层面的诊断问题，医生都应遵循现有最佳的研究证据进行判断和决策，以提高诊断的质量，并最终提高治疗的效果。

第一节
诊断性试验概述

一、诊断性试验概念

诊断性试验（diagnostic test）是用于疾病诊断和鉴别的试验方法（即通常所说的诊断

方法），包括：①临床资料，从病史、体格检查获得的临床资料，如高血压家族史、心绞痛特点、心脏杂音及杵状指等；②实验室检查，包括各种指标的检测如生化、血液、骨髓、微生物学检查等；③影像学检查，如 X 线检查、超声检查、CT、核磁共振（MRI）、同位素检查、纤维内镜等；④诊断标准，由同行专家制定并获得公认，如 SARS 的临床诊断标准、急性风湿热的 Jones 诊断标准、系统性红斑狼疮的 ARA 诊断标准等。从广义上讲，所有能进行疾病诊断和鉴别而又符合医学伦理学规范的手段或措施都可以纳入诊断性试验的范畴。诊断性试验常用于筛查疾病、诊断疾病、评估预后、疾病随访、估计疾病对治疗的反应等。

二、诊断性试验研究的设计要点

某种诊断性试验其诊断能力如何，需进行专门的研究来进行考核，这类研究通常被称为诊断性试验研究。一个科学规范的诊断性试验研究，需要选择合适的研究对象，并将诊断性试验与金标准进行盲法、独立和同步的比较，并通过计算某些指标判断其真实性和可靠性。

1. 确定金标准

金标准（gold standard）是指当前医学界公认的诊断疾病最可靠、最准确的方法，主要包括组织病理学检查、手术发现、病原体分离培养、临床医学专家共同制订的诊断标准以及长期随访的结果等。金标准应能将研究对象正确区分为"有病"或"无病"。

2. 选择合适的研究设计方案

诊断性试验研究属于观察性研究（横断面研究），根据研究对象的纳入方式，其设计方案可分为两种。①队列设计：即连续纳入所有怀疑患某种疾病的研究对象，同步进行金标准和诊断性试验检查，然后盲法评估两者结果（图 8-1）。②病例对照设计：选择一组已确诊患有某种疾病的患者（病例组），另一组已确定不患有某种疾病的研究对象（对照组，可为其他疾病患者或正常人），两组均进行诊断性试验，然后盲法评估两者结果（图 8-2）。

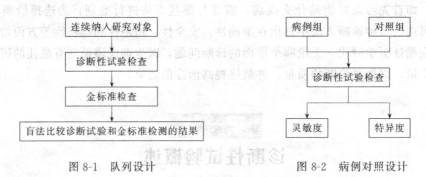

图 8-1　队列设计　　　　　图 8-2　病例对照设计

3. 选择研究对象

诊断性试验研究纳入的研究对象应具有代表性，尽量与临床实际情况类似，即纳入的研究对象既有病人、非病人，还应有与目标疾病容易混淆的其他疾病的病人。具体而言，就是病例组（病人）应包括该目标疾病各个病期、不同临床类型、典型和不典型的病例；对照组（非病人）应包括正常人以及与该目标疾病易混淆的其他疾病的病例。

4. 合适的样本量

诊断性试验研究的样本量必须足够才能保证研究对象的代表性和结果的可重复性。如果样本量太少，可造成抽样误差过大，使第 I 类错误的概率增加，结论将不可靠。当待评价诊断方法的灵敏度和特异度均接近 50% 时，可用以下近似公式估计样本量 n。

$$n = \frac{u_\alpha^2 p(1-p)}{\delta^2}$$

式中，p 为待评价诊断方法的灵敏度或特异度；δ 为允许波动的范围，一般定在 0.05～0.10；α 为第 I 类错误的概率；u 为正态分布中累积概率等于 $\alpha/2$ 时的 u 值，如 $u_{0.05} = 1.96$ 或 $u_{0.01} = 2.58$。病例组样本量由灵敏度估计，对照组样本量由特异度估计。

当待评价诊断方法的灵敏度或特异度小于 20% 或大于 80% 时，样本率的分布呈偏态，需要对率进行平方根反正弦转换，其公式可参见统计学专著。

5. 盲法、独立和同步比较试验结果

诊断性试验的结果，最好采用盲法与金标准进行同期独立的对比。所谓"盲法"，即要求判断诊断性试验结果的研究者不能事先知道受检者用金标准检测的结果，否则当试验结果的判读带有一定的主观性时，会影响试验结果的判断。例如，当研究者事先知道受检者的金标准诊断结果是肝癌，则在判断诊断性试验（磁共振）结果时，即便不是肝癌，也会越看越像肝癌。因此，为了避免此类问题，实际研究中常常使用两人分别评判试验结果。所谓"独立"，即诊断性试验的结果不能影响金标准的使用。无论诊断性试验的结果是阴性或阳性，所有研究对象都应接受金标准的诊断。所谓"同步"，即诊断性试验最好与金标准同期实施。能否做到同步，取决于纳入研究对象的方式。

6. 计算诊断性试验准确性的相关指标

描述诊断性试验准确性的常见指标有灵敏度、特异度、诊断比值比、阳性预测值、阴性预测值、阳性似然比、阴性似然比、患病率、ROC 曲线等。诊断性试验的结果可以总结为四格表形式（表 8-1）。

表 8-1　诊断性试验的数据四格表

诊断试验	金标准		合计
	有病	无病	
诊断性试验阳性（＋）	真阳性（a）	假阳性（b）	$a+b$
诊断性试验阴性（－）	假阴性（c）	真阴性（d）	$c+d$
合计	$a+c$	$b+d$	N

灵敏度（sensitivity，SEN）：又叫真阳性率，指通过金标准判定为"有病"者中，诊断性试验检测为阳性者所占的百分比。

$$SEN = \frac{a}{a+c} \times 100\%$$

特异度（specificity, SPE）：又叫真阴性率，指通过金标准判定为"无病"者中，诊断性试验检测为阴性者所占的百分比。

$$SPE = \frac{d}{b+d} \times 100\%$$

诊断比值比（diagnostic odds ratio, DOR）：四格表交叉乘积的比值。

$$DOR = \frac{ad}{bc}$$

阳性预测值（positive predictive value, PPV）：也称为预测阳性结果的正确率，是指在诊断性试验检测为阳性者中，金标准判定为"有病"者所占的百分比。

$$PPV = \frac{a}{a+b} \times 100\%$$

阴性预测值（negative predictive value, NPV）：也称为预测阴性结果的正确率，是指在诊断性试验检测为阴性者中，金标准判定为"无病"者所占的百分比。

$$NPV = \frac{d}{c+d} \times 100\%$$

阳性似然比（positive likelihood ratio, PLR）：是指真阳性在"有病"者中的比例与假阳性在"无病"者中比例的比值。

$$PLR = \frac{a}{a+c} \div \frac{b}{b+d} = \frac{SEN}{1-SPE}$$

阴性似然比（negative likelihood ratio, NLR）：是指假阴性在"有病"者中的比例与真阴性在"无病"者中比例的比值。

$$NLR = \frac{c}{a+c} \div \frac{d}{b+d} = \frac{1-SEN}{SPE}$$

受试者工作特征曲线（receiver operator characteristic curve, ROC 曲线）：是以灵敏度为纵坐标，（1－特异度）为横坐标绘制而成的曲线。由上述计算公式可以发现灵敏度越高，漏诊率越少；特异度越高，误诊率越小。在一定的范围内，灵敏度和特异度一般呈现"此消彼长"的反比关系。在临床工作中，一般通过选择一个恰当的分界点（cut-off）使灵敏度与特异度的组合达到最佳，即在该点灵敏度与特异度的数值之和达到最大。在没有特别要求的情况下，ROC 曲线就是最佳分界点的选择方法。图 8-3 是某检验科医生根据新引进的新生儿缺血性脑病诊断试剂盒检测结果而绘制的 ROC 曲线，可以看出曲线"肩部"分界点（A 点）的切率最高，意味着该点所代表的灵敏度与特异度的数值之和达到最大。

另外，ROC 曲线还可用于不同诊断性试验诊断价值的比较。图 8-4 中，研究者通过计算 ROC 曲线下面积（area under curve，AUC）来比较 Presepsin（soluble CD14 subtype，可溶性 CD14 亚型）和 PCT（procalcitonin，降钙素原）对脓毒症的诊断价值，两者的 AUC 分别为 0.820（95% CI，0.784－0.856），0.724（95% CI，0.680－0.769），通过比较可认为 Presepsin 对脓毒症的诊断价值高于 PCT 试验。

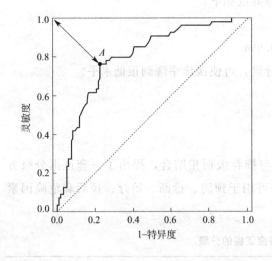 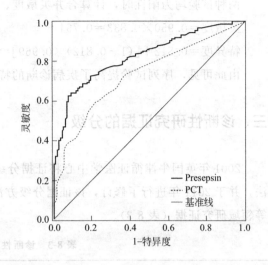

图 8-3　新生儿缺血性脑病诊断的 ROC 曲线　　图 8-4　Presepsin 和 PCT 的诊断价值比较

7. 提高诊断性试验敏感度和特异度的方法

临床上为了增加疾病诊断的准确性，可采用多项诊断试验联合应用的方法。联合的方式包括平行试验和序列试验。同时对受试者进行多项诊断试验，只要有一项试验结果为阳性即判定为患病的方法称为平行试验。平行试验提高了诊断灵敏度，降低了特异度，在排除目标疾病上有较大的价值。而如果按照一定的顺序对受试者进行一系列试验，所有试验结果均为阳性才判定为患病的方法称为序列试验。序列试验可以提高诊断性试验的特异度，主要用于减少误诊情况的发生。两种诊断试验联合方式的灵敏度和特异度计算方法如下（式中 A、B 分别指两种诊断试验）。

$$平行试验灵敏度＝灵敏度 A＋（1－灵敏度 A）×灵敏度 B$$

$$平行试验特异度＝特异度 A×特异度 B$$

$$序列试验灵敏度＝灵敏度 A×灵敏度 B$$

$$序列试验特异度＝特异度 A＋[（1－特异度 A）×特异度 B]$$

例如，对于类风湿关节炎（rheumatoid arthritis，RA）患者疾病的诊断，类风湿因子（rheumatoid factor，RF）、抗环瓜氨酸肽抗体（anti-CCP）分别有着高灵敏度、高特异度的特点，单项使用易造成误诊或漏诊（表 8-2），如果两项采用序列试验方式同时使用，可提高 RA 的确诊概率。

表 8-2　单项血清学测定的灵敏度和特异度

血清学检查	灵敏度/%	特异度/%
RF	95.0	81.2
anti-CCP	83.3	96.9

两种试验均为阳性时，计算合并灵敏度、特异度如下。

灵敏度＝0.950×0.833＝0.791

特异度＝0.812＋[(1－0.812)×0.969]＝0.994

由此可见，序列试验提高了疾病诊断的特异度，可使误诊率降到很低水平。

三、诊断性研究证据的分级

2001 年英国牛津循证医学中心将证据分级与推荐级别相结合，提出了一套证据分级方法，并于 2011 年进行了修订，该证据分级方法可用于预防、诊断、治疗、预后和危险因素等领域研究证据（表 8-3）。

表 8-3　诊断性研究证据的分级

证据分级	诊断性研究
1 级	采用相同参考标准(金标准)及盲法的横断面研究的系统评价
2 级	采用相同参考标准(金标准)及盲法的单个横断面研究
3 级	非连续纳入受试者的研究,或金标准不一致的研究
4 级	病例对照设计,或研究采用的金标准较差,或非独立金标准
5 级	基于机制的推理

第二节
诊断问题的循证实践

诊断问题的循证实践同样需遵循前述的"五步骤"，即提出一个或数个需要解决的问题；查找最佳证据；评价证据的准确性；证据的具体应用；证据应用的后效评价。

回到本章一开始展示的临床病案。

患者，女，48 岁。腰背部疼痛 2 个月伴发热 2 天入院。查体：生命体征平稳，右腰部压痛、叩击痛。既往史：有右肾结石病史 5 年。入院第二天行输尿管镜腔内碎石术去除右肾结石。第三天突发寒战、高热 39℃，呼吸 40 次/分，血压 97/55mmHg，心率 120 次/分，伴尿少、胸闷、躁动、谵妄。急查血常规：WBC $13.5×10^9/L$，N 85%。已送血尿微生物培养。结合主诉及现有辅助检查临床上所提出的问题是：该患者主要考虑什么疾病？如何治疗？

一、提出问题

临床医生根据上述案例的临床表现和检查结果考虑患者为严重感染，有"脓毒症"可能。脓毒症（sepsis）可引起全身性炎症反应，如果合并多器官障碍，组织灌注不良或者低血压，可能发展为严重脓毒血症甚至脓毒症性休克，其病死率高达50%。因此，脓毒症的早期诊断是改善治疗结局的关键因素。因脓毒症与非感染性炎症有着相似的临床症状，微生物培养周期长且敏感度低，使脓毒症的诊断及处理基本上依靠临床医生的经验。近年来国内外最新研究发现，脓毒症患者血浆中存在高水平的Presepsin（soluble CD14 subtype，可溶性CD14亚型），有望成为脓毒症早期诊断灵敏度高、特异性强的感染标志物。

因此，针对上述临床病案可提出以下问题：对于肾石病术后病人，血Presepsin水平检测是否可以快速并高效地诊断或排除脓毒症？血Presepsin水平检测方法的准确性如何？

二、构建临床问题

为了制定合理的检索策略，可按照PICO模式分解上述临床问题（表8-4），以便检索与上述问题直接相关的研究证据。

表 8-4　构建临床问题

P：患者及问题（patient）	肾石病病人碎石术后
I：干预措施（intervention）	Presepsin 测定
C：对比措施（comparison）	1992 年 ACCP/SCCM 提出的国际脓毒症定义指南（金标准）
O：结果（outcome）	诊断脓毒症

三、查找相关证据

循证医学的证据主要包括经过评论的证据、临床实践指南、二次研究证据和原始研究证据。原始研究证据是指在受试者中进行单个试验研究所获得的第一手资料；二次研究证据是指在全面收集某问题的原始证据后，通过加工处理、分析总结而得到的结果。

在查找证据前，首先要选择恰当的数据库。经过同行评议的数据库（如 Clinical Evidence）常常因费用或权限的问题而不易使用。二次研究证据的常用数据库有 Cochrane Library（CL）、EBM Reviews（Ovid）和循证医学数据库等；综合类生物医学数据库（如 PubMed 和中国生物医学文献数据库等）主要用于原始研究证据的检索。在确定合适的数据库后，选择恰当的关键词（或主题词），制定检索式并实施检索。

现以 PubMed 为例进行检索。因与本案例中 Presepsin 相关的研究很少，为减少漏检，采用的英文检索式为（presepsin OR soluble CD14 subtype OR sCD14-ST），中文文献用

（可溶性 CD14 亚型 OR presepsin）进行检索。按照此检索策略，本案例检索结果未发现临床实践指南，有 2 篇系统评价/Meta 分析，有 65 篇相关的中英文原始文献。通过仔细阅读题目和摘要，发现 2 篇 Meta 分析和 13 篇原始文献与本临床问题相关，列举如下。

Meta 分析：

[1] Wu J，Hu L，Zhang G，et al. Accuracy of presepsin in sepsis diagnosis：A systematic review and meta-analysis [J]. PloS one，2015，10（7）：e0133057.

[2] Tong X，Cao Y，Yu M，et al. Presepsin as a diagnostic marker for sepsis：Evidence from a bivariate meta-analysis [J]. Therapeutics and clinical risk management，2015，11：1027-1033.

原始研究文献：

[1] Endo S，Suzuki Y，Takahashi G，et al. Usefulness of presepsin in the diagnosis of sepsis in a multicenter prospective study [J]. Journal of infection and chemotherapy：official journal of the Japan Society of Chemotherapy，2012，18（6）：891-897.

[2] Ishikura H，Nishida T，Murai A，et al. New diagnostic strategy for sepsis-induced disseminated intravascular coagulation：A prospective single-center observational study [J]. Critical care（London，England），2014，18（1）：R19.

[3] Kweon O J，Choi J H，Park S K，et al. Usefulness of presepsin（scd14 subtype）measurements as a new marker for the diagnosis and prediction of disease severity of sepsis in the korean population [J]. Journal of critical care，2014，29（6）：965-970.

[4] Liu B，Chen Y X，Yin Q，et al. Diagnostic value and prognostic evaluation of presepsin for sepsis in an emergency department [J]. Critical care（London，England），2013，17（5）：R244.

[5] Romualdo L G，Torrella P E，Gonzalez MV，et al. Diagnostic accuracy of presepsin（soluble cd14 subtype）for prediction of bacteremia in patients with systemic inflammatory response syndrome in the emergency department [J]. Clinical biochemistry，2014，47（7-8）：505-508.

[6] Behnes M，Bertsch T，Lepiorz D，et al. Diagnostic and prognostic utility of soluble cd 14 subtype（presepsin）for severe sepsis and septic shock during the first week of intensive care treatment [J]. Critical care（London，England），2014，18（5）：507.

[7] Cakir Madenci O，Yakupoglu S，Benzonana N，et al. Evaluation of soluble cd14 subtype（presepsin）in burn sepsis [J]. Burns：journal of the International Society for Burn Injuries，2014，40（4）：664-669.

[8] Hou Y S，Wang H，Chen H，et al. Pathfast presepsin assay for early diagnosis of systemic inflammatory response syndrome in patients with nephrolithiasis [J]. BioMed research international，2015，2015：1-6.

[9] Nakamura Y，Ishikura H，Nishida T，et al. Usefulness of presepsin in the diag-

nosis of sepsis in patients with or without acute kidney injury [J]. BMC anesthesiology, 2014, 14 (1): 88.

[10] Takahashi G, Shibata S, Ishikura H, et al. Presepsin in the prognosis of infectious diseases and diagnosis of infectious disseminated intravascular coagulation: A prospective, multicentre, observational study [J]. European journal of anaesthesiology, 2015, 32 (3): 199-206.

[11] Ulla M, Pizzolato E, Lucchiari M, et al. Diagnostic and prognostic value of presepsin in the management of sepsis in the emergency department: A multicenter prospective study [J]. Critical care (London, England), 2013, 17 (4): R168.

[12] Vodnik T, Kaljevic G, Tadic T, et al. Presepsin (scd14-st) in preoperative diagnosis of abdominal sepsis [J]. Clinical chemistry and laboratory medicine: CCLM / FESCC, 2013, 51 (10): 2053-2062.

[13] Shozushima T, Takahashi G, Matsumoto N, et al. Usefulness of presepsin (scd14-st) measurements as a marker for the diagnosis and severity of sepsis that satisfied diagnostic criteria of systemic inflammatory response syndrome [J]. Journal of infection and chemotherapy: official journal of the Japan Society of Chemotherapy, 2011, 17 (6): 764-769.

四、诊断性试验证据的评价与应用

无论何种类型的证据,其质量的评价均应从真实性、重要性和适用性三方面进行。在上述获得的证据中,2篇Meta分析因合并资料时异质性较强不予采纳。在原始研究证据中,结合患者的具体情况,以第8篇文献"Pathfast presepsin assay for early diagnosis of systemic inflammatory response syndrome in patients with nephrolithiasis"为例(以下简称 **Hou study**),进行真实性、重要性和适用性的评价。

(一) 真实性评价

1. 诊断性试验采用何种设计方案?

Hou study:

根据作者描述,先按照金标准确定一组脓毒症患者和一组非脓毒症患者,然后对每一组研究对象进行Presepsin的诊断试验检查,从而评价Presepsin对脓毒症的诊断价值。该诊断性试验研究为病例对照设计。

2. 研究对象的代表性如何?是否包括适当的疾病谱?

诊断试验的研究对象应具有代表性。在实际工作中,衡量研究对象的代表性主要看纳入标准、排除标准和纳入研究对象的特征,如性别、年龄、症状、疾病的严重程度、是否患其他疾病等。有些诊断性研究报道的结果显示具有很高的诊断价值，但在临床实际应用中却不尽如人意，原因之一是纳入的研究对象未包括适当的疾病谱。如早期研究发现癌胚抗原（CEA）对诊断结肠癌具有重要价值，后来发现，早期结肠癌患者 CEA 并不高。分析早期研究发现，纳入的研究对象多为晚期结肠癌患者及正常人，研究结果只能说明 CEA 可以准确区别晚期结肠癌或直肠癌患者与正常人，而不一定能用于诊断早期患者，因此过高估计了 CEA 对结肠癌的诊断价值。

Hou study：

病例组为经金标准判定具有脓毒症的肾石病术后患者；对照组为无脓毒症的肾石病术后患者。

根据作者描述，纳入的研究对象在疾病严重程度上未给予明确描述，可能有研究对象的选择性偏倚和疾病谱偏倚。

3. 是否所有研究对象均接受了金标准的检测？

诊断性试验研究要求，无论诊断性试验结果如何，研究对象均应接受相同的金标准检测。

Hou study：

根据作者描述，所有纳入的 64 名研究对象均经过同样的金标准检测和诊断性试验检测。

4. 是否将诊断性试验与金标准进行独立、盲法的比较？

诊断性试验研究中：①要结合目标疾病的具体情况采用金标准确认诊断，避免疾病分类错误。金标准不能包括诊断性试验，以避免夸大诊断性试验的准确性；②同一受检者进行诊断性试验和金标准检测的间隔时间不能太长，以避免病情变化；③盲法评估诊断性试验与金标准检测的结果，特别在诊断性试验结果的判断存在主观性时可有效减少测量偏倚。

Hou study：

金标准 1：1992 年的国际脓毒症定义指南、美国胸科医师学会（American College of Chest Physicians，ACCP）/危重病医学会（Society of Critical Care Medicine，SCCM）、国际拯救脓毒症运动（surviving sepsis campaign，SSC）指南所提出的诊断标准。

金标准 2：2007 年由急性肾损伤工作组（acute kidney injury network，AKIN）提出的急性肾损伤诊断标准。

临床检查：肾石病病人经确诊后纳入，进行体温、心率、呼吸频率、血压、WBC、血气分析检查。血培养及时送检。两项或两项以上指标异常即为感染组（脓毒症），其余研究对象为非感染组。

Presepsin 测定：病例组在发热 0 小时、6 小时、24 小时进行血样采集，对照组在 0 小时进行采样。样本由日本三菱研发的检测 Presepsin 浓度的全自动定量免疫分析系统进行检测，其原理是化学发光酶联免疫分析法（chemiluminescent enzyme immunoassay，CLE-IA）。

根据作者描述，采用自动化仪器检测 Presepsin 浓度，结果客观，诊断性试验的结果与金标准检测的结果进行了独立、盲法的比较。

（二）重要性评价

诊断性试验证据的重要性不仅包括诊断性试验的准确性估计，还包括其能否明显提高对受检者验后概率（post-test probability）的估计。

1. 诊断准确性

Hou study 中，Presepsin 诊断脓毒症的结果及准确性相关指标计算如下（表8-5）：

表 8-5　Presepsin 诊断脓毒症的结果

Presepsin 检验	金标准（ACCP/SCCM 指南）		合计
	脓毒症组	非脓毒症组	
阳性（＋）	29(a)	3(b)	32(a+b)
阴性（－）	10(c)	22(d)	32(c+d)
合计	39(a+c)	25(b+d)	64(a+b+c+d)

Presepsin 的灵敏度（95%CI）：74.7%（67.1%—78.5%）

Presepsin 的特异度（95%CI）：88.4%（80.2%—92.6%）

ROC 曲线下面积（95%CI）：84.6%（79.8%—87.1%）

Presepsin 的诊断比值比 $DOR = \dfrac{ad}{bc} = 21.3$

Presepsin 的阳性预测值 $PPV = \dfrac{a}{a+b} = 90.6\%$

Presepsin 的阴性预测值 $NPV = \dfrac{d}{c+d} = 68.8\%$

Presepsin 的阳性似然比 $PLR = \dfrac{a}{a+c} \div \dfrac{b}{b+d} = 6.20$

Presepsin 的阴性似然比 $NLR = \dfrac{c}{a+c} \div \dfrac{d}{b+d} = 0.29$

Hou study：

研究结果表明，Presepsin 对肾石病术后患者中脓毒症的诊断特异度（88.4%）较高，误诊率较低（11.6%）；阴性似然比为 0.29，提示 Presepsin 排除脓毒症的能力较强；阳性预测值（90.6%）较高，提示将阳性结果判断为脓毒症的把握较大。总体看来，Presepsin 对肾石病术后患者脓毒症诊断的准确性较好。

2. 验前概率

验前概率（pretest probability）是指患者在做某项试验或检查前患某种疾病的概率。如能获得某疾病的验前概率，就可根据诊断性试验的结果去准确估算验后概率（即做某项试验或检查后患某种疾病的概率），以便决定下一步的医疗决策。验前概率可来自流行病学的调查结果，也可从他人的研究报告或实践资料中获得，如缺乏现成的信息，也可由临床医生根据患者的病史和体征进行经验上的推测。

欧洲泌尿外科协会医疗办公室（Health Care Office of the European Association of U-rology）的研究结果表明，经皮肾穿刺取石术患者发生脓毒症的概率为 $0.25\% \sim 1.5\%$（Guidelines on urolithiasis H. G. Tiselius）。

Hou study：

患者碎石术后，出现高热、呼吸急促、心率加快、血压偏低、轻度意识障碍、炎症血象。根据临床经验，患者具有脓毒症的验前概率约为 40%。

3. 似然比

似然比（likelihood ratio，LR）的计算根据研究结果的资料类型不同而有所区别。当诊断性试验结果为分类变量，如阳性和阴性、正常和异常时，根据灵敏度和特异度即可计算似然比。当诊断性试验的结果为等级资料或连续性资料时，如果要应用灵敏度和特异度指标，需要人为确定"正常"和"异常"的分界点（cut-off），如此会损失重要信息，且因选择的分界点不同，灵敏度、特异度和似然比的结果也不同。此时，可先将诊断性试验的原始数据分为数个水平段，然后获得每个水平段的似然比（多水平似然比，multi-level likelihood ratio）信息，这些信息有助于准确估计患者的验后概率，提高诊断性试验结果的临床使用价值。不过，这种多水平似然比的信息在一般的文献报道中较少出现。

以 Guyatt 等"血清铁蛋白诊断老年性缺铁性贫血"一文为例，如果将血清铁蛋白水平 $45\mu g/L$ 作为判断缺铁性贫血的分界点，研究结果将如表 8-6 所示。

表 8-6　血清铁蛋白诊断老年性缺铁性贫血

血清铁蛋白水平	骨髓穿刺		合计
	有缺铁	无缺铁	
$\leqslant 45\mu g/L$	70	15	85
$> 45\mu g/L$	15	115	130
合计	85	130	215

灵敏度＝70/85＝82.4%
特异度＝115/130＝88.5%
阳性似然比＝(70/85)/(15/130)＝7.14
阴性似然比＝(15/85)/(115/130)＝0.20

上述将连续变量血清铁蛋白划分为二分类变量的结果是，当血清铁蛋白水平为 $45\mu g/L$ 和 $10\mu g/L$ 时，阳性似然比均为 7.14，但从临床角度来看，铁蛋白 $45\mu g/L$ 和 $10\mu g/L$ 在诊断缺铁性贫血中的价值显然不同。

根据临床经验，可将血清铁蛋白水平划分为 4 个水平段，分别计算各水平段的似然比（表 8-7）。结果显示，当血清铁蛋白水平为 $45\mu g/L$ 时，似然比为 3.12，即缺铁性贫血患者出现血清铁蛋白水平为 $45\mu g/L$ 的机会是非缺铁性贫血患者的 3.12 倍；而血清铁蛋白水平为 10μg/L 时，似然比为 41.47，即缺铁性贫血患者出现血清铁蛋白水平为 10μg/L 的机会是非缺铁性贫血患者的 41.47 倍。

表 8-7　不同水平血清铁蛋白诊断缺铁性贫血的似然比

血清铁蛋白水平/(μg/L)	检测结果		似然比
	缺铁性贫血患者(n=85)	非缺铁性贫血患者(n=150)	
>100	8	108	0.13
46~100	7	27	0.46
19~45	23	13	3.12
<18	47	2	41.47
合计	85	150	

Hou study：

该研究仅给出了分界点为 389pg/ml 时，Presepsin 诊断脓毒症的灵敏度为 74.7%（67.1%~78.5%），特异度为 88.4%（80.2%~92.6%），阳性似然比为 6.20。

4. 验后概率

根据验前概率、似然比的信息即可计算验后概率。

在本案例中，患者的验前概率估计为 40%，阳性似然比为 6.20，其验后概率计算如下。

$$验前比（\text{pre-test odds}）=\frac{验前概率}{1-验前概率}=\frac{0.4}{1-0.4}=0.67$$

验后比（post-test odds）＝验前比×阳性似然比＝0.67×6.20＝4.15

验后概率计算如下。

$$验后概率=\frac{验后比值}{1+验后比值}=\frac{4.15}{1+4.15}=0.81=81\%$$

临床上还经常应用似然比运算图（图 8-5）计算验后概率，此方法操作简单，实用性强。获得验前概率（40%）和似然比（6.20）后，将直尺的一端放在验前概率对应点，再与相应的似然比对齐，直尺的另一端所指的点就是验后概率（81%）。

（三）适用性评价

1. 该试验能否在本单位开展并进行正确的检测?

只有文献中研究对象的特征与本案例患者相似，才可以将文献中诊断准确性数据应用于临床。对于那些基于症状和体征而非客观测量的诊断方法，不同医院或不同医生的检测结果可能差别较大，从而影响其重复性和临床应用。另外，诊断试验所用的检测方法在本单位能否开展、检验技术人员的水平高低也会影响到诊断试验的具体应用。

Hou study：

本案例中的患者与文献中研究对象的特征基本相似。

Presepsin 的检测主要是依靠日本三菱研发的检测 Presepsin 浓度的全自动定量免疫分析

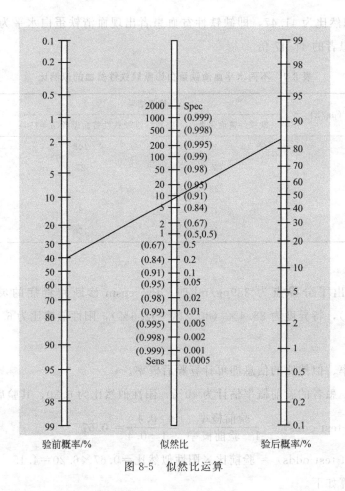

图 8-5　似然比运算

系统，结果客观，在本单位也可以开展此项检查。但 Hou study 未提供检测一致性的相关数据。

2. 能否合理估计当前患者的验前概率？

合理估计患者的验前概率十分关键，可利用五个方面的信息估计患者验前概率。①临床经验：即医生既往诊断类似患者的经验。不过，由于临床经验需要长期实践积累，不同年资的医生经验不同，因此最好将临床经验与其他资料结合考虑。②地区或国家患病率资料：即一般人群或亚组人群中目标疾病的患病率。因就医患者均具有某些症状和体征，如能获得具有某些症状和体征人群的目标疾病的患病率，则能更好地估计验前概率。③临床实践数据库：即不同级别医院收集具有某症状和体征的患者并报告其某种疾病的患病率，但总体来看，目前尚缺乏此类信息。④文献资料：即使用相关文献报告的类似研究中纳入研究对象的患病率作为验前概率，或在此基础上根据患者具体特点进行调整。⑤专门确定验前概率的研究：即专门针对具有某症状和体征的患者进行验前概率的研究结果。如果该研究中的患者与本案例患者相似，其提供的验前概率将最准确。

3. 验后概率是否有助于对患者的处理？

根据验后概率高低，可判断下一步是确立诊断并进行治疗，还是排除诊断考虑其他问题，抑或是继续其他检查进一步明确诊断。此时，需使用试验阈值（test threshold）和治疗阈值（treatment threshold）的信息帮助判断，见图 8-6。当验后概率高于治疗阈值时，诊断明确，开始治疗；当验后概率低于试验阈值时，放弃先前的初步诊断，不再进行检查；当验后概率介于试验阈值和治疗阈值之间时，则根据先前的初步诊断，进一步检查来确定诊断或者排除某疾病。试验阈值和治疗阈值高低的选择取决于治疗的风险和不治疗的危险性。如果治疗措施可能产生严重不良反应，则要求治疗阈值高一些。如肺栓塞需要长期应用抗凝治疗并可能引起严重出血，治疗阈值应高一些；反之，若漏诊带来严重后果，则要求试验阈值低一些，如肺栓塞漏诊后果严重，试验阈值应低一些。

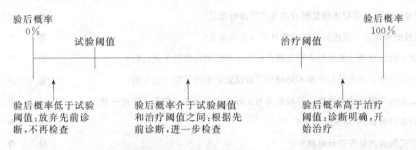

图 8-6　诊断过程中试验阈值和治疗阈值

摘自：Guyatt G H，Rennie D，Meade MO，et al. Users' guides to the medical literature：a manual for evidence-based clinical practice. 2nd Edition. New York：McGraw-Hill Education，2008.

（四）临床决策

本案例中的患者经过 Presepsin 检查为阳性，脓毒症的患病概率由 40％上升到 81％，其脓毒症诊断已基本明确，应及早给予患者液体复苏、感染控制等适当的治疗。但前述 Hou study 提供的证据也有不完善之处，如研究对象的排除标准不明确、无多水平似然比的信息等。

第三节

诊断性试验证据的质量评价工具

为了规范诊断性研究结果的质量评价，使评价结果尽量不受主观因素和评价者水平的影响，国际上开发了相应的质量评价标准，如 QUADAS 工具和 STARD（The Standards for Reporting of Diagnostic Accuracy）声明。2007 年，英国约克大学 Penny Whiting 等根据 Delphi 法制定完成 QUADAS 工具（表 8-8），它涵盖了疾病谱、金标准、疾病进展偏倚、证实偏倚、评价偏倚、临床评价偏倚、合并偏倚、试验的实施、病例退出以及不确定结果，对每一项条目进行评分，通过最后的累计分值进行诊断性试验的质量评价，具有量化和直观的特点。近年来，QUADAS 工具已被临床诊断性研究的质量评价广泛采用。

表 8-8　QUADAS 工具

条目	评价结果		
1. 疾病谱是否包含了各种病例及易混淆的疾病病例？	是	否	不清楚
2. 研究对象的选择标准是否明确？	是	否	不清楚
3. 金标准事都能准确区分有病、无病状态？	是	否	不清楚
4. 金标准和带评价试验检测的间隔时间是否足够短，以避免出现疾病病情变化？	是	否	不清楚
5. 是否所有的样本或随机选择的样本均接受了相同的金标准试验？	是	否	不清楚
6. 是否所有病例无论待评价试验的结果如何，都接受了相同的金标准？	是	否	不清楚
7. 金标准试验的操作时都独立于待评价试验(即待评价试验不包含在金标准中)？	是	否	不清楚
8. 待评价试验的操作是否描述的足够清楚且可以进行重复？	是	否	不清楚
9. 金标准试验的操作是否描述的足够清楚且可以进行重复？	是	否	不清楚
10. 待评价试验的结果判读是否是在不知晓金标准试验结果的情况下进行的？	是	否	不清楚
11. 金标准试验的结果判读是否是在不知晓待评价试验结果的情况下进行的？	是	否	不清楚
12. 当解释试验结果时可获得的临床资料是否与实际应用中可获得的临床资料一致？	是	否	不清楚
13. 是否报告难以解释/中间试验结果？	是	否	不清楚
14. 对退出研究的病例是否进行解释？	是	否	不清楚

　　按照 QUADAS 工具评价标准，Hou study 的评分结果为 12 分，除第一条（疾病谱的选择）和第十三条（中间结果报告）评价为"不清楚"外，其他项目均符合诊断性试验要求，说明文献质量较好。

　　STARD 由荷兰阿姆斯特丹大学的 Patrick M. Bossuyt 等编制修改，最终形成一个由 25 项条目和一个流程图组成的清单。两种质量评价工具在内容上大同小异，使用者可根据具体情况选择最合适的评价方式。

（王小中）

参 考 文 献

[1] Laura Z, Christine S, Selma V E. Evidence-based medicine: answering questions of diagnosis. Clin Med Res, 2004, 2 (1): 63-69.

[2] Mark HEMS. Evidence-based diagnosis. J Eval Clin Pract, 1997, 3 (2): 153 - 159.

[3] Schranz D, Dunn M. Evidence-based medicine, part 3. An introduction to critical appraisal of articles on diagnosis. J Am Osteopath Assoc, 2007, 107 (8): 304-309.

[4] Scales C D, Dahm P, Sultan S, et al. How to use an article about a diagnostic test. J Urol, 2008, 180 (2): 469-476.

[5] Jaeschke R, Guyatt G H, Sackett D L. Users' guides to Evidence-Based Medicine. How to use an artical about a diagostic test. JAMA, 1994, 271 (5): 389-391.

[6] 李幼平. 循证医学. 北京：人民卫生出版社，2014.

[7] Schnemann H J, Oxman A D, Brozek J, et al. Grading quality of evidence and strength of recommendations for diagnostic tests and strategies. Clin Chem, 2008, 336 (7653): 853-855.

第九章

预后问题的循证实践

案例展示

某患者，男，33 岁，因右上腹隐痛 1 年余，持续刺痛 7 天入院。该患者于 1 年前无明显诱因出现右上腹隐痛，呈间断性发作，未予重视，7 天前出现右上腹刺痛，疼痛呈持续性加重，伴有乏力、腹胀、食欲下降，近来体重明显下降。患者父母均有乙肝病史，父亲有肝癌病史，既往有乙肝病毒携带病史 15 年。

查体：T 36.7℃，P 75 次/分，R 20 次/分，BP 135/80mmHg。

肝脏增强 MRI：肝内可见弥漫大小不等结节影，直径 2～14mm，结节 T1W1 呈低信号，T2W1 呈不均匀高信号，DW1 部分结节弥漫受限，增强肝实质呈网状稍强化，结节未见明显强化；脾明显增大，脾内可见大小不等多发肿块影，T1W1 呈低信号，T2W1 信号不均匀，病变内均可见 T1W1、T2W1 呈点状构成簇状的低信号区。肝功能：谷丙转氨酶 46U/L。血脂：总胆固醇 7.10mmol/L，低密度脂蛋白 5.40mmol/L。甲胎蛋白＞1210ng/ml，乙肝病毒 DNA 定量 3.96E＋04IU/ml。乙肝五项定量：乙肝表面抗原、乙肝 e 抗原、乙肝 e 抗体阳性。

诊断：原发性弥漫型肝癌并脾转移。

医院认为患者目前无手术价值。家属问，患者还能活多长时间？

第一节

预后及其研究设计类型

在临床实践中，除了诊断、治疗外，预后也是经常被重点关注的一类问题。例如，当某肿瘤患者被施以手术后，无论患者或医生都会关心：肿瘤是否会复发或者转移？患者还能生存多长时间？选择什么样的后续治疗方式可以延长生存期？应该注意哪些不良生活行为习惯?

一、预后

疾病的预后（prognosis），指的是疾病发生后，对疾病将来发展为不同结局或后果（病程的改变、痊愈、复发、恶化、伤残、并发症、死亡等）的预测或估计，通常用概率表示，如治愈率、复发率、病残率、病死率、生存率等。

在临床上，常见的预后问题可概括为四类：①定性结果：疾病最终的结果表现，如痊愈、恶化、死亡等；②定量结果：疾病结果发生的可能性，如治愈率、死亡率等；③定时结果：在何时发生何种结果，一般用生存曲线表达；④预后因素：预后会受哪些因素影响。

二、预后因素

预后因素（prognosis factor）是指影响疾病结局（后果）的一切因素。与危险因素不同，预后因素是针对患者而言，即患者的某些特征与疾病结局的发生发展有关，如年龄、性别、病程等；而危险因素是针对健康人而言，即健康人的某些暴露可能增加患病的风险，如吸烟、缺乏锻炼等。尽管某些因素可以同时是危险因素和预后因素，但两者的概念不同。预后因素的存在或变化可引起疾病某种结局出现的概率发生变化。因此，研究疾病预后的影响因素有助于临床医生进行相应的医学干预，包括筛检、早期诊断、积极治疗、改变不良行为或生活方式等，从而改善疾病预后。

三、预后研究的设计类型

预后本身属于疾病自然病程的一部分。关注疾病的预后，可正确判断疾病的发展趋势和后果，从而帮助临床医生作出治疗决策，确定治疗方案和措施；探索预后的影响因素，如并发症、营养状况、心理状态等，可为采取相应措施改善预后提供依据；通过预后分析，还可比较不同干预措施的效果。

疾病预后证据的正确与否取决于预后研究的质量。许多用于疾病危险因素研究的设计均可用于疾病的预后研究，如随机对照试验、分析性研究（队列研究、病例对照研究）以及描述性研究等。在具体的研究工作中，需根据不同的研究目的和可行性选择不同的研究设计方案。

1. 随机对照试验

随机对照试验（randomized controlled trial，RCT）是一种前瞻性、实验性研究方法。此种设计通过随机化分配，把符合要求的研究对象随机分为试验组与对照组，试验组给予某种干预措施，对照组不给或给予其他用于比较的措施（如安慰剂或其他阳性对照药物），然后随访观察并比较两组人群的结局，以评价该干预措施的效果。与前瞻性队列研究不同的是，RCT 将患者随机分为试验组与对照组，并施加人为的干预。由于 RCT 在设计中尽可能避免或减少各类偏倚的影响，因此所获结果真实性很好。不过，由于多数预后因素为有害因素，因涉及伦理问题常常不宜采用 RCT 此种研究设计。

2. 队列研究

队列研究（cohort study）属于观察性研究，其将特定的人群根据是否暴露于某因素或不同暴露水平进行分组，追踪观察一定时间，然后比较各组的结局事件发生率，从而判定暴露因素与结局事件有无因果关联及关联强度的大小。根据资料的来源不同，可分为前瞻性队列研究（prospective cohort study）和回顾性队列研究（retrospective cohort study）。

在预后研究中，由于不涉及伦理问题，又具有较强的论证强度，队列研究是最常用、最适宜的研究方案。前瞻性队列研究是经典的预后研究方法，其次为回顾性队列研究。

3. 病例对照研究

病例对照研究（case control study）也属于观察性研究，其将患有特定疾病的人群作为病例组，未患该疾病的人群作为对照组，调查并比较两组人群过去暴露于某种可疑因素的比例，从而判断该因素是否与疾病有关联及其关联程度大小。由于此种研究设计基于已有的疾病去回顾性地调查曾经的暴露，因此又称为回顾性研究。

在病例对照研究中，以巢式病例对照研究（nested case-control study）为佳，适合病程长、结局发生缓慢的慢性疾病。

4. 描述性研究

描述性研究（descriptive study）又称为描述流行病学（descriptive epidemiology），是流行病学研究方法中最基本的类型，主要用来描述人群中疾病或健康状况及暴露因素的分布情况，目的是提出病因假设，为进一步研究提供线索。其主要类型包括现况研究（横断面研究）、生态学研究、病例系列分析、病例报告等。其中，病例系列的随访（也称纵向研究）常被用于描述疾病的自然史，即对特定患者经过一段时间随访后，观察其复发率、致残率、生存率、死亡率等预后指标。

上述预后研究的常见设计类型，如按照提供证据的质量水平排序，依次为随机对照试验（如果允许）、队列研究、病例对照研究、描述性研究。

第二节
预后问题的循证实践

让我们回到本章一开始所展示的案例。这位 33 岁的原发性弥漫型肝癌并脾转移的患者，还能活多长时间?

一、提出问题

根据案例中患者的临床体征和检查结果,将问题简化为"死亡率及生存时间"。为了方便后续对相关临床证据的查找,可通过 PICO 模式将问题构建如下。

P:肝癌（hepatoma/liver cancer/hepatocellular carcinoma）。

I:随访（follow up）。

C:无。

O:死亡率（mortality）、生存（survival）。

二、证据检索

(一) 数据库的选择

从使用证据进行决策的角度讲,在选择数据库进行证据检索时,应按照证据的"5S"类型（Systems、Summaries、Synopses、Syntheses、Studies）所对应的数据库进行逐级选择。由于临床医生查找证据的时间有限,整合型的证据数据库（包括 Systems 和 Summaries,又称 Summaries 数据库）比研究型的证据数据库（包括 Synopses、Syntheses 和 Studies,又称非 Summaries 数据库）能更快、更可靠地解决临床医生日常工作中遇到的问题。

目前,学术界综合评价较高的 Summaries 数据库有 DynaMed、UpToDate、MicroMedex、Best Practice 等,但需单独一一检索。若通过 Summaries 数据库未能解决问题,则需考虑使用上述 PICOS 模式结构化临床问题,以检索非 Summaries 数据库,此时可进行一次检索。

当然,由于数据库资源的可及性不同,决策者需根据自己的实际情况进行合理考虑和安排。

(二) 检索策略的制定

根据以上 PICO 要素,本案例检索时所需检索词包括 hepatoma、liver cancer、hepatocellular carcinoma、mortality、survival 等。

(三) 证据检索的实施

1. 检索 Summaries 数据库

现以 UpToDate 为例,介绍 Summaries 数据库的检索。进入 UpToDate 的主页后,直接输入"hepatoma survival"进行检索,最相关的专题在"survival estimates in advanced terminal cancer"中（图 9-1），主要提及的是接受化疗的老年晚期肝癌患者平均生存期为 24 天，未发现年轻的、无法施行手术的肝癌患者生存期的相关证据。因此本案例问题的证据可考虑检索非 Summaries 数据库来获得。

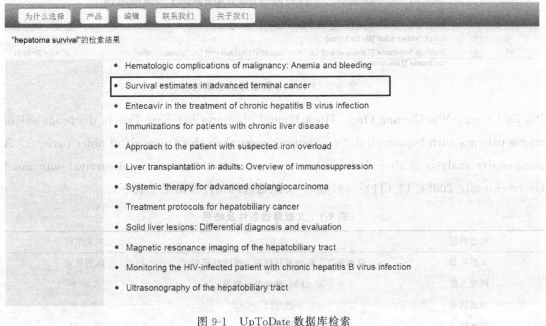

图 9-1　UpToDate 数据库检索

2. 检索非 Summaries 数据库

现以 PubMed 为例，介绍非 Summaries 数据库的检索。进入 PubMed 主页后，选择 Clinical Queries 工具，检索式为"（hepatoma/liver cancer/hepatocellular carcinoma）AND young AND（mortality/survival）"。在检索结果左侧 Clinical Study Categories 中"Category"的下拉菜单内选择"Prognosis"，"Scope"的下拉菜单内选择"Broad"，共检出 225 篇原始研究，未检出系统评价。检索策略见图 9-2。

三、证据的筛选

证据的筛选主要依据证据与临床问题的相关程度。①文献类型：按照证据的级别从高到低进行遴选。就本案例而言，因只关注患者的生存时间，证据级别的高低依次为队列研究＞病例对照研究＞描述性研究。②研究人群：证据中研究对象的年龄、性别、种族等是否适合本案例中的患者。③暴露因素：是否提到了本案例涉及的暴露因素。④临床结果：是否有死亡或生存指标的分析。

通过筛选，原始文献中仅 1 篇（以下简称 PE Chang 研究）与本案例的问题高度相关：

Search	Add to builder	Query	Items found	Time
#6	Add	Search ((((((("hepatoma"[Title/Abstract]) OR "liver cancer"[Title/Abstract] OR "hepatocellular carcinoma"[Title/Abstract]))) AND "young adult"[MeSH Terms] AND ((("mortality"[MeSH Terms]) OR "survival"[MeSH Terms]))) AND ((((risk*[Title/Abstract]) OR risk*[MeSH:noexp] OR risk *[MeSH:noexp] OR cohort studies[MeSH Terms] OR group[Text Word] OR groups[Text Word] OR grouped [Text Word])))	225	20:44:35
#5	Add	Search (((risk*[Title/Abstract]) OR risk*[MeSH:noexp] OR risk *[MeSH:noexp] OR cohort studies[MeSH Terms] OR group[Text Word] OR groups[Text Word] OR grouped [Text Word])))	5218278	20:44:23
#4	Add	Search ((((((("hepatoma"[Title/Abstract]) OR "liver cancer"[Title/Abstract] OR "hepatocellular carcinoma"[Title/Abstract]))) AND "young adult"[MeSH Terms] AND ((("mortality"[MeSH Terms]) OR "survival"[MeSH Terms]))	268	20:44:04
#3	Add	Search (("mortality"[MeSH Terms]) OR "survival"[MeSH Terms])	306036	20:43:47
#2	Add	Search "young adult"[MeSH Terms]	462383	20:43:18
#1	Add	Search ((("hepatoma"[Title/Abstract]) OR "liver cancer"[Title/Abstract]) OR "hepatocellular carcinoma"[Title/Abstract])	87258	20:42:54

图 9-2   PubMed 数据库检索策略

Pik-Eu Chang，Wai-Choung Ong，Hock-FoongLui，and Chee-Kiat Tan. Is the prognosis of young patients with hepatocellular carcinoma poorer than the prognosis of older patients? A comparative analysis of clinical characteristics，prognostic features，and survival outcome. J Gastroenterol，2008，43（11）：881-888. 文献筛选的条件及结果见表 9-1。

表 9-1   文献筛选条件及结果

筛选问题	筛选条件	本文条件
文献类型	队列研究＞病例对照研究＞描述性研究	队列研究
研究人群	年龄、性别、种族及民族等	≤40 岁
暴露因素	是/否？	非手术
临床结果	生存率？死亡率？	生存率

其余文献与本案例关系不大。

四、证据的评价与应用

围绕所关注的预后问题，在充分收集相关文献（证据）后，为正确估计患者的预后及其影响因素，在临床实践前应进行严格评价（critical appraisal），去伪存真，然后结合患者和医疗环境的实际情况，做出该预后问题的医疗决策。

对相关证据进行严格评价时，需采用公认的质量评价标准。目前国际上多采用 McMaster 大学国际临床流行病学资源和培训中心制订的"预后证据分析与评价标准"，包括真实性（validity）、重要性（importance）及适用性（applicability）三个方面的标准。其中真实性是基础，如证据不够真实，则无所谓重要性和适用性；真实性好的证据，也不一定都具有重要性及适用性，因此需同时进行以上三个方面的评价。

（一）真实性评价

证据的真实性评价是证据评价的第一步，包括四个方面的内容。

1. 样本的代表性

临床预后证据，往往是从研究的目标疾病患者中抽样或连续性收集部分患者作为样本，通过系统观测追踪后获得的研究结果。若纳入的研究人群与实际患者人群差别明显，即代表性不好，就可能过高或过低估计实际患者的预后。因此，纳入研究的患者，必须符合诊断标准、纳入标准和排除标准，同时要求处于临床病程的同一阶段（或起点）。如此，其预后结局才可能较真实地反映出该代表性样本经历了来自同一起点的发生发展过程。研究对象的代表性常从研究对象的特征、研究对象的来源以及纳入和排除标准三个方面进行评价。

（1）研究对象的特征　是否准确描述了研究对象的人口社会学特征、疾病的分期分型以及并发症等，以考察研究对象是否真正代表了实际人群。纳入的人群应具有基本类似的人口学特征，如年龄、性别、民族、种族等；疾病的分期、分型、合并症及其他因素也应尽量相似。

（2）研究对象的来源　是否详细描述了进行研究的地区或医疗机构，以便了解病例的代表性和局限性。因为来自不同地区或医疗机构的患者，其病情、病程及诊治条件等可能差别较大，导致病例的代表性受到影响，进而影响到证据的适用性。

（3）纳入和排除标准　是否明确了疾病的诊断标准、研究对象的纳入和排除标准，以判断研究人群的代表性。

PE Chang 研究：

1988 年 10 月至 1997 年 12 月，638 名患者在新加坡的胃肠病及肝脏病医院被诊断为肝癌。所有患者前瞻性观察的临床资料均记录到肝癌注册表。肝细胞癌的诊断基于以下标准：①组织学；②甲胎蛋白 AFP 水平＞400μg/L 和腹部的影像学检查；③AFP 水平＜400μg/L 但具备 2 个或以上的影像学诊断；④血管造影术。

收集的数据包括肝脏疾病的流行病学与病因学特点、基线的生化指标、肝脏储备功能的评分、肝癌的严重程度、治疗及生存时间。

评价结果：该研究非常明确地描述了研究对象的特征、来源及纳入和排除标准。

2. 随访的完整性

随访的完整性评价应从以下三个方面进行。

（1）随访时间是否足够长　对纳入预后观测的研究对象，应根据目标疾病的临床病程特点和预后相关指标去设计合理的随访时间，其基本原则是尽可能地观测到绝大多数研究对象的预期终点。随访时间过短，研究对象不易观察到终点结局，可能出现假阴性的结果。当然，随访时间太长，也会增加研究的各种负担和其他不可控的因素。因此，随访的合理时间应根据具体的目标疾病特点和选择的终点结局指标而定。

（2）随访是否完整，是否说明失访原因　对预后研究的证据，应高度重视随访率（follow-up rate）。随访率越高，意味着研究对象的信息收集更全面、更完整，证据的真实性会更好。然而，在实际研究中难免因各种原因（如意外死亡、迁移等）而出现一定的失访者。为保障证据的真实性，随访率应≥90%，至少不低于 80%。一般来说，失访率≤5%，预后证据偏倚较小，结论可信；若失访率≥20%，则真实性将受到严重影响。

（3）是否比较了失访与未失访对象的人口学和临床特征　如失访与未失访对象在人口学和临床特征上差别不大，可认为失访对研究对象的代表性影响不大，研究结果可信。

PE Chang 研究：

该研究一直随访到 2001 年 5 月，有 14 人死于与肝癌无关的因素，12 人失访。

评价结果：该研究的随访时间足够长；随访率为 96%，偏倚小，结论可信；虽未比较失访与未失访人群的人口学与临床特征，但由于随访率很高，样本的代表性所受影响不大。

3. 结局判断的客观性

在预后研究中，常常需通过设定结局事件或某些可测量指标来反映预后的出现及其严重程度。此时应关注以下两个方面。

（1）设定的结局或预后指标是否能够客观测量　在研究开始时，对预后结局或结果的测量（观察）就应有明确的定义和判断标准，以避免或减少信息偏倚的发生。相对而言，死亡等结局的判断非常客观，但生活质量的判断通常采用量表进行评分，受主观因素的影响会较大。

（2）结局或结果的测量（观察）是否采用了盲法　为了减少患者或研究者在结果报告或结果测量（观察）中主观因素的影响，应尽量采用盲法进行结果的测量（观察）。

PE Chang 研究：

本研究中的终点指标是死亡，数据来自新加坡出生与死亡登记处。

评价结果：结局指标客观，是否实施盲法对结果的影响不大。

4. 对重要混杂因素进行校正

由于预后研究多为观察性研究，不能人为地对各种潜在的影响因素施加控制，因此研究结果容易受到混杂因素的干扰。此时如果不进行统计学校正，可能会得出有偏的结果。Cox回归、Logistic 回归等多因素分析方法常常被用于对混杂因素进行校正，考察某预后因素的作用有没有受到混杂因素的影响，以确定该预后因素是不是独立的、有统计学意义的因素。

当确定需研究的某预后因素后，为探讨其对不同类型患者的影响程度，往往需要设置亚组进行分层分析，以提供更确切的证据。亚组分析就是将所纳入患者根据影响预后的最主要因素进行分层，归纳成几个独立的测试亚组（independent "test set" patients），然后分别与有关重要的预后因素进行校正性分析比较，从而得出合理的结论。

需强调的是，亚组分析评价预后因素，仅适用于大样本的研究证据，且分层因素不宜过多，以选最重要的 1 个预后因素为宜，否则研究对象离散度较大，各亚组病例过少，机遇因素干扰也会加大，从而影响证据的正确判断。

PE Chang 研究：

本研究纳入的均为肝癌患者，按照年龄分为≤40 岁和>40 岁进行分层分析，并通过多因素分析校正了性别、年龄、AFP 水平、并发症、是否转移、肿瘤的分级分期、手术等混杂因素的影响。

评价结果：该研究对重要混杂因素进行了校正。

（二）重要性评价

预后证据经过上述评价被确定为真实之后，需对其重要性进行分析，以考察其对疾病预后评估及促进患者改善预后的实际临床应用价值。

1. 预后的结果能否合理表达？

预后的结果能否合理表达，主要是考察预后研究是否报告了整个病程的预后结局，而不是某一时点的结局，即是否全过程地观测预后结果。由于预后研究常常需要定量的信息来反映患者的生存时间和生存率，因此一般采用以下三种表达方法。

（1）特定时间点的生存百分数　从疾病临床过程的某一时点开始，一段时间后存活的病例数占总观察数的百分比，常用指标如 1 年生存率、3 年生存率、5 年生存率。

（2）中位生存时间（median survival）　又称半数生存期，表示观察到 50% 的研究对象病死时的随访时间。

（3）生存曲线（survival curve）　以观察（随访）时间为横轴，以生存率为纵轴，将各个时间点对应的生存率连接在一起而形成的曲线。可根据不同时点的事件发生率计算并绘制 Kaplan Meier 生存曲线（参见有关统计学专著），评价有关疾病的预后状况。

现模拟 4 条生存曲线，以说明四种不同疾病在不同时点的生存率以及中位生存时间。

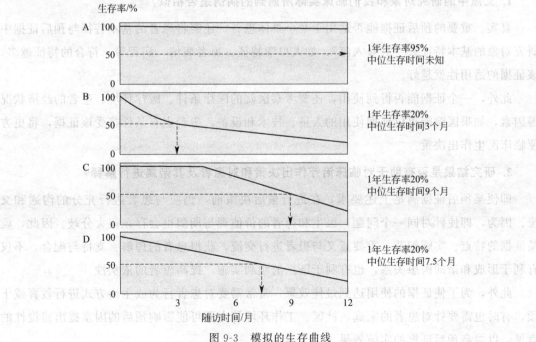

图 9-3　模拟的生存曲线

横坐标为随访时间，纵坐标为生存率

由图 9-3 可见，A 疾病的预后最好，1 年生存率为 95%，因观察时间短，尚未出现患者 50% 死亡的情况，因而中位生存时间未知；B、C、D 三种疾病的 1 年生存率均为 20%，但中位生存时间不同，C病的中位生存时间为9个月，其预后显然要优于B和D。这些结果可供预后因素重要性的相互比较。

2. 预后指标估计的精确度如何？

预后结局的指标，通常都用事件发生率表示，如治愈率、病死率、致残率、生存率等。由于预后研究的结果均来源于代表性样本而非患者总体，因此根据样本数据计算获得的率都是点估计值，其精确度需用率的95％可信区间（95％ confidence interval，95％CI）来表示。95％CI越窄，结果的精确度越高，结果也就越可靠，反之，则精确度差。研究的样本量越大，则其受机遇因素的影响（抽样误差）越小，结果的可信度越高。

PE Chang 研究：

该研究报告了单因素及多因素生存率的回归分析结果，用风险比（hazard ratio，HR）及95％可信区间（CI）表示，可信区间均较窄，结果的精确度较高。

评价结果：该研究对预后的估计精确度较高。

（三）适用性评价

经前述评价后，如果预后证据真实且有重要价值，那么该证据可否用于我们的临床实践，以便对具体的患者做出正确的预后判断和改善患者预后的决策呢？这就需要联系患者的实际情况进行个体化处理。

1. 文献中的研究对象和我们临床实际所遇到的病例是否相似？

真实、重要的预后证据能否适用于某个具体患者，还需将患者的基本特征与预后证据中研究对象的基本特征去"对号入座"，如人口学特征、患者病情、病程等，符合的特征越多，该证据的适用性就越好。

此外，一个证据能否得到使用，还要考察医院的医疗条件、医疗环境、患者的经济状况等因素，如果医院能提供证据使用的人员、技术和设备，患者也有条件接受该证据，将更方便临床医生作出决策。

2. 研究结果是否有助于对临床治疗作出决策和对患者及其亲属进行解释？

即便某预后证据满足上述要求，在进行最后决策前，仍应与患者进行充分的沟通和交流。因为，即使针对同一个问题，医生和患者的价值观与期望也会存在很大分歧。因此，就某证据的特点、实施细节、重要意义与患者进行交流，获得患者的理解、支持与配合，不仅有利于形成和谐的医患关系，也有利于证据的顺利实施，提高患者的依从性。

此外，为了使证据的使用达到最佳效果，常常需要对患者行为或生活方式进行教育或干预，有时也需要针对患者的家庭、社区、工作环境等方面可能影响预后的因素提出建设性的意见，以提高预后证据的实施效果。

PE Chang 研究：

该研究中的年轻亚组与患者相似，为小于40岁的肝癌患者。研究结果显示，年轻肝癌患者总的平均生存时间为4.5(3.4～5.6)个月，无法施行手术的年轻肝癌患者的平均生存时间为 3.0(1.3～4.7) 个月。

评价结果：该证据的适用性较好，能指导对本案例患者的决策。

再次回到本章一开始提出的案例。通过前述的实践过程，临床医生已经获得可靠的证据，即无法施行手术的年轻肝癌患者的平均生存期为 3.0(1.3～4.7) 个月。此时，医生可以将这一信息告知患者家属，嘱咐家属要有思想准备，并在患者的生命后期尽量做好临终关怀工作。

五、后效评价

当获得了真实性、重要性和适用性均较好的证据并予以实施后，此时医患双方均会关注同一个问题："这个证据到底有没有效果，能在多大程度上改善预后？"这就涉及预后证据的后效评价问题。

后效评价是指临床医生根据证据决策并制订实施方案后，对患者病情变化进行临床随访，通过获得的反馈信息来验证证据的作用或效果。同时也应注意随着临床实践的进行可能会出现新的问题，需考虑结合具体情况调整实施方案。

就前述案例而言，通过随访，临床医生可以获知该患者出现最终结局（死亡）的时间，从而为证据的有效性提供新的信息，为今后类似问题的判断和解决提供更准确的证据。

（陈晓凡）

参 考 文 献

[1] 杨克虎. 循证医学. 北京：人民卫生出版社，2007.

[2] 王家良. 循证医学. 北京：人民卫生出版社，2005.

[3] 李幼平. 循证医学. 北京：高等教育出版社，2009.

[4] 李幼平. 循证医学. 北京：人民卫生出版社，2014.

[5] Chang P E, Ong W C, Lui H F, et al. Is the prognosis of young patients with hepatocellular carcinoma poorer than the prognosis of older patients? A comparative analysis of clinical characteristics, prognostic features, and survival outcome. J Gastroenterol, 2008, 43 (11)：881-888.

[6] Straus E S, Mcalister A F. A clinician's guide to journal articles about prognosis. Acp Journal Club, 1999, 130 (3)：36.

第十章
公共卫生问题的循证实践

案例展示

国内西部地区某城市，经济发展水平中等。2015 年，该市新上任的某社区卫生服务中心李主任在查阅历年疾病负担资料时发现，该社区的高血压患者占了较大比重。李主任随后对社区进行调查和走访，以了解社区环境、居民的饮食及生活行为习惯等情况。结合调查结果及已有的经验，他知道必须采取恰当的干预措施来进行高血压的防控。他现在想明确的是，哪些干预措施适合在该社区进行并且具有较好的效果？

与临床医学领域相似，公共卫生领域的循证实践和决策同样应基于现有最佳的证据，只不过前者立足个体患者，强调诊疗效果；后者基于群体视角，强调社会效益。目前，循证公共卫生尚处于起步阶段。一方面，公共卫生有关的证据体系有待建立，循证实践的技术方法仍不成熟；另一方面，公共卫生实践涉及多领域、多学科、多部门，影响因素复杂。鉴于此，本章侧重介绍循证公共卫生的基本理论和原则，更多信息读者可参阅相关专业著作。

第一节
循证公共卫生概述

公共卫生旨在通过有组织的社会行为来改善整个人群的健康状况，因此，公共卫生专家需要具有从经典流行病学到卫生经济学、管理技术、政治学和社会学等方面的知识和技能，基于科学证据，制定科学合理的公共卫生策略，通过有限的资源去达成民众健康保护和健康促进的目标。

一、循证公共卫生的定义及其发展

循证公共卫生（evidence-based public health）脱胎于循证医学，可以简单理解为循证思维或理念在公共卫生领域的运用。由于公共卫生本身的特点以及医学发展面临的新趋势和新挑战，循证公共卫生的定义也在不断发展之中。

1997年Jenicek公开提出了最早的循证公共卫生定义："尽责地、明白地、明智地运用当前的最佳证据，对有关社区及人群的健康保护、疾病预防、健康促进作出决策"。可以看出这一概念类似于David Sackett在1996年提出的"循证医学"的定义："慎重、准确、明智地应用当前所能获得的最佳研究证据来确定患者的治疗措施"。

1999年，循证公共卫生概念由Browson进一步拓展为："循证公共卫生是用科学推理的原则，合理应用行为科学的理论及项目计划的各种模式，设置、制定、执行和评估有效的公共卫生项目和政策"。该定义的进步在于提出了"用科学推理的原则"和"应用行为科学的理论及项目计划的各种模式"，前者是循证公共卫生实践方法学的完善和拓展，后者是循证公共卫生学科内涵或学科研究内容的拓展。

2004年Kohatsu提出了新的定义，即循证公共卫生是指把以科学为基础的干预项目同社区的优先选择结合起来，以提高人群健康的过程。该新定义有两个特点：①强调社区优先选择（community preferences）的作用；②引入了以科学为基础的思想。"以科学为基础"包含两层意思：①学科的范围，包括流行病学、社会学、心理学、毒理学、分子生物学、人类学、营养学、工程学、经济学、政治学，等等；②获得科学资料的途径或方法，包括运用定性和定量方法获得可能影响公共卫生实践的信息。

作为一门学科，其完整定义应该涵盖学科的研究对象、研究内容、研究方法、学科任务和学科属性等。以上三个经典定义的描述均不完全具备这些要素，提示至少目前学术界仍把循证公共卫生定位为一种公共卫生实践过程或实践模式，而非一门独立的学科。

综上所述，可认为循证公共卫生是以社区及人群为对象，基于当前可得的最佳科学证据，制定及评价公共卫生政策和项目以提高人群健康的实践模式或过程。

二、循证公共卫生与循证医学

循证公共卫生与循证医学在决策主体、实践对象、证据特征、产生效果的时间、决策的影响因素等方面都有明显区别（表10-1）。

1. 决策主体不同

循证公共卫生的决策是由决策小组集体作出，而循证医学的决策往往由单个临床医生作出。

2. 实践对象不同

循证医学的实践对象是个体患者，主要关注诊疗及其效果；循证公共卫生的实践对象是全体居民，主要关注群体健康和社会效益。例如，公共卫生干预项目或措施的制定、执行以及改善人群健康状况的效果。

表 10-1　循证公共卫生与循证医学的区别

特征	循证医学	循证公共卫生
决策主体	临床医生，单个医生	公共卫生政策制定者，决策小组
实践对象	个体患者	人群或社区等群体
关注目标	治疗及其效果	公共卫生干预项目或措施的制定、执行以及改善人群健康状况的效果
证据类型	随机对照试验、严格的流行病学研究、系统评价	类试验或观察性研究、系统评价
证据数量	较多	较少
产生效果的时间	较短	较长
决策的影响因素	较少	较多

注：改编自：杨明亮，吴廉．循证公共卫生．公共卫生与预防医学，2008，19（4）：1-3

3. 证据特征不同

表现在证据类型和证据数量两方面。在证据类型上，临床干预措施的效果常常借助随机对照试验（RCT）等严格的研究设计进行评价，而公共卫生措施的效果多采用横断面研究（cross-sectional study）、队列研究（cohort study）、准试验设计（quasi-experiment design）以及时间序列分析（time-series analysis）等研究设计进行评价。相对而言，后者获得的证据质量常常存在一些瑕疵或不足。在证据数量上，临床干预措施效果的研究始终是临床研究最活跃的部分，每年产生大量新的 RCT 证据，而有关公共卫生干预项目或措施效果的研究则相对较少。

4. 产生效果的时间不同

临床干预至产生效果的时间一般较短，而公共卫生干预产生效果的时间一般较长。例如，对吸烟的干预，可能几十年后才能看到降低人群肺癌发病率的效果。

5. 决策的影响因素不同

循证公共卫生实践影响因素众多，远比循证临床实践复杂，且更易于受决策环境影响。有国外学者提出，循证公共卫生实践既要依据以研究为基础的知识，也要借助非研究形式的工作经验，如案例管理经验、对地方模式的了解、与其他部门的合作以及成功的经验和失败的教训等。

三、循证公共卫生的作用

如同临床医生已认识到循证临床实践的价值一样，公共卫生决策者也开始意识到循证公共卫生的重要性。如 2004 年美国疾病预防控制中心（CDC）开始促进循证医学方法在疾病预防和干预中的应用，拟通过循证医学方法来评价公共卫生项目在人群干预过程中的有效性，即不同健康问题、可改变的危险因素与干预措施的相互关系，以及控制危险因素可能减少的健康负担。

公共卫生领域的循证实践可有以下作用：①促进公共卫生领域研究结果的整合与更新，保证得到最新的可靠信息，及时了解哪些决策能解决所针对的公共卫生问题及哪些干预措施无效；②加强公共卫生领域的证据转化与利用，保证公共卫生决策基于科学证据并有效实施；③合理有效地利用公共卫生资源，依据证据进行卫生决策，使决策基于事实和被证明有效的经验，以提高决策的科学性和合理性，减少决策失误，尤其在资源有限的情况下，基于现有最佳证据进行决策有助于充分利用可及的资源；④将循证医学方法学引入公共卫生研究领域，并不断开拓公共卫生循证研究的新方向，探索解决公共卫生领域具体问题的新方法，促进公共卫生学科和理论的发展。

第二节
循证公共卫生实践

循证实践（evidence-based practice）是查找、评价和应用证据进行决策和系统管理的全过程，在公共卫生的许多专业领域都可以开展。如在社区卫生工作中，通过调查社区疾病谱、疾病负担、卫生资源及其配置，在了解当地重要疾病防治的最佳证据和全球最新相关信息后，统筹规划，制订防治方案，完善三级防治网络。在制订公共卫生计划的过程中，同样可运用循证医学方法帮助决策者制订卫生技术的生产、维护和再利用等方面的标准，根据具体情况合理选择卫生保健措施。

一、循证公共卫生与公共卫生政策

公共卫生的最终目标是促进大众健康、提高生命质量和延长期望寿命。公共卫生主要是一个社会问题而非单纯技术问题，其工作涉及社会的方方面面，是单个机构无力承担、短期内难以获得回报、却又关系到国家整体利益和长远利益的社会工程。因此，公共卫生的实质是公共政策问题，其实施依靠政府的政策支持和法律法规保障。政策的制定过程很复杂，所受影响因素众多，除科学证据外，还包括意识形态和政治的考量、传统价值观、公众压力、行为惯性、同僚意见、决策者个人兴趣、经验和利益等。近年来，曾经不太受重视的公共卫生科学证据，现在被越来越多的国家和政府意识到它在公共卫生决策中的重要作用。

由于卫生资源的相对稀缺性，其供给永远满足不了人类不断增长的卫生服务需求。公共卫生服务不同于临床服务，因其具有社会福利性质，在追求效率的同时必须兼顾公平。尤其当下民众要求政府行政公开透明的呼声日益强烈，迫使公共卫生政策的制定必须从既往存在较大的随意性、"暗箱操作"向着循证实践的模式转变，以使公共卫生政策具有科学性、针对性、及时性和有效性。

二、循证公共卫生实践的方法与步骤

传统的疾病预防控制和管理决策主要考虑价值和资源，很少关注支持决策的科学证据，使得决策存在较大的随意性和盲目性。疾病预防和控制工作多年来主要靠行政干预甚至依靠群众运动，导致技术含量、服务水平和质量效率均较低。循证公共卫生在制定疾病控制策略和措施时，要求以当前科学研究的最佳成果为主要依据，同时考虑可用资源和社会价值取向。简言之，循证公共卫生参考现有最佳证据作出适合当地的疾病控制决策，以最低的成本、最优的质量和最高的效率，提供有效的疾病预防控制服务。

循证公共卫生实践的原则、方法与步骤和循证临床实践基本相同，也是按照循证医学实践的"五个步骤"进行，但在具体的实践过程中有较大差别。

1. 提出问题

鉴于公共卫生实践所面临问题的复杂性，首先应全面描述所面对的具体公共卫生问题，包括卫生状况和有关危险因素、受影响的人群、问题的大小和范围、预防的机会和潜在的受益人群等，然后以"PICO"模式构建出明确可回答的问题。

2. 检索和整理相关证据

围绕已提出的问题，提炼出关键词信息，制定检索策略，选择恰当的数据库，全面系统地收集与问题相关的各种证据，并进行分类整理，如原始研究证据和二次研究证据。

需注意的是，大多数公共卫生项目或政策难以采取严格的随机双盲对照试验来评价，因此公共卫生领域证据的检索不能首先考虑随机对照试验（RCT）。

3. 严格评价和筛选证据

基于对证据进行检索和整理的结果，结合专家组的建议和已有的相关指南，确定可供选择的卫生项目和政策清单，然后根据政策制定者、经济、社会价值、人口、技术等5个方面的假设或环境条件进行评价、筛选并确定重点措施。在选择卫生政策等各种方法手段时，评价和监测政治过程尤为重要。

4. 作出决策并应用证据

通过前述对证据的评价和筛选后，针对该公共卫生问题的具体情况和特点，制定行动方案（计划），开展公共卫生干预活动。

在制定具体行动方案（计划）时，首先应确定长期目标和具体目标。长期目标是指通过解决该公共卫生问题而希望得到的长期的、最终的结果；具体目标是针对要解决的公共卫生问题所进行的短期的、可测量的具体活动。同时，行动方案（计划）中要明确实现目标的方法和手段、需要什么资源等事项，责任和目标要具体到个人。

5. 后效评价项目或政策执行情况

后效评价就是通过实施结果来判断所采取的公共卫生项目或政策是否达成既定的具体目标和长期目标。在多数情况下，大多数公共卫生项目或政策常常是通过"观察性"或"半试验性"的设计来进行评价。一般来说，理想的公共卫生项目和政策评价应兼顾定量和定性两个方面，且需要有足够的灵活性和敏感性来评价中期改变。当然，有些公共卫生干预带来的变化在短期内并不明显，如控烟项目和政策对人群健康指标（肺癌发病率等）的影响，可能需要很长时间才能作出评价。

三、公共卫生问题的循证实践

近年来，我国在循证公共卫生的研究和实践中进行了不少探索，如在疾病预防控制、突发公共卫生事件处理、卫生标准和指南的制定等多种公共卫生实践活动中都遵循了循证的基本原则。

回到本章开头的案例展示。在国内西部地区的某城市社区，高血压患者不断增加的现象已成为当地重要的公共卫生问题。面对这一问题，李主任非常清楚应采取恰当的干预措施以进行高血压的防控。他现在想明确的是，哪些干预措施适合在该社区进行并且具有较好的效果？

1. 提出问题

原发性高血压的病因复杂，病情发展和转归的影响因素众多。国内外的经验表明，控制高血压最有效的方法是社区防治。然而，由于不同国家和地区的经济发展水平、社会文化风俗、生活行为习惯等方面的差异，单一的防治手段难以获得理想的效果，使得多种措施相结合的综合防控手段成为当前研究的热点。因此，就本案例而言，结合该社区的具体情况可提出以下问题："在中等经济发展水平的城市社区，如何有效开展高血压的社区综合防控工作？"

2. 检索和整理相关证据

围绕提出的问题，以"高血压"、"社区"、"综合干预/防控"、"效果评价"、"系统评价/Meta分析"等为检索词，选择国内 CNKI、VIP 和 CMB 等数据库，检索可能回答该公共卫生问题的二次研究和原始研究证据。鉴于该主题的社区防控实践较多，为使所获证据具有较好的适用性，检索年限设为 2010 年 1 月以后。通过检索和筛选（研究对象需 200 人以上），共获高度相关文献 23 篇，无二次研究。现列举 10 篇有代表性的文献如下。

[1] 赵金鑫，张琳，宁艳花. 高血压患者社区综合干预效果评价 [J]. 宁夏医科大学学报，2013，35（2）：134-136，141.

[2] 邢光红，戚圣香，吕惠青，等. 南京市高淳区高血压社区综合干预效果评价 [J]. 江苏预防医学，2014，25（3）：28-30.

[3] 孙高峰，阿丽娅·买买提热依木，伊力努尔·阿吉，等. 乌鲁木齐市育林社区高血

压患者社区综合干预效果评价 [J] . 中华疾病控制杂志，2010，14（11）：1163-1164.

[4] 张枬，李红荣，张彩霞 . 武汉市常青花园原发性高血压病社区综合性干预的效果评价 [J] . 中国全科医学，2010，13（3A）：768-769.

[5] 吕学业，端传丽，游海鹰，等 . 高血压病社区综合干预的效果评价 [J] . 宁夏医学杂志，2014，36（4）：358-360.

[6] 余立，徐奇，毛建国 . 高血压人群社区综合干预的效果评价 [J] . 中国初级卫生保健，2013，27（7）：40-41.

[7] 王子林 . 社区综合干预 1068 例高血压病效果评估 [J] . 吉林医学，2010，31（36）：6741-6742.

[8] 张银娥，王晓莉，杨艺，等 . 社区高血压患者综合干预效果评价 [J] . 宁夏医科大学学报，2013，35（4）：407-411.

[9] 官江，覃业宁，钟娟，等 . 高血压病社区综合干预效果评价 [J] . 广西医学，2011，33（12）：1581-1584.

[10] 林转娣，周荣佳，马闻华，等 . 社区综合干预对原发性高血压治疗效果的影响 [J] . 岭南心血管病杂志，2012，18（5）：521-524.

以上 10 篇原始研究文献提示多项措施有效，主要包括五个方面：①高血压知识的健康教育；②建立合理的膳食模式，限制钠盐的摄入；③体育锻炼、控制体重和禁烟限酒等行为干预；④心理干预；⑤药物治疗。

3. 严格评价和筛选证据

限于篇幅，现以第 9 篇原始研究"高血压病社区综合干预效果评价"为对象，介绍证据质量的评价过程。因该研究属于公共卫生领域的干预研究，目前尚无公认的质量评价标准，故此处借鉴临床干预研究的质量评价标准进行简要评价。

（1）真实性评价　该研究属于什么研究设计？如何干预？通过什么指标来评价效果？质量控制如何？

该研究将 650 例高血压患者分为对照组和干预组各 325 例，对照组给予一次健康教育及后续常规降压治疗，干预组给予综合干预（健康教育、心理干预、合理膳食、戒烟限酒、运动指导、用药指导等）及后续常规降压治疗，通过为期 3 年的干预后，结果显示，干预组血压控制效果明显优于对照组（$P<0.01$）；高血压知识知晓率明显高于对照组（$P<0.05$）；良好的生活行为明显高于对照组（$P<0.01$）；血脂和血糖异常及肥胖发生率均低于对照组（$P<0.05$）；心脑血管病事件发生率低于对照组（$P<0.05$）。因此，该研究认为社区综合干预可以强化社区高血压患者的健康意识，提高防治效果。

为了便于随访和质量控制，该研究依据调查表为患者建立了电子档案，并与患者及其家属就自愿接受 3 年随访和干预签订了书面协议。

（2）重要性评价　该研究干预效果如何？有无实际应用价值？

结果显示，实施综合干预模式后，干预组血压控制总有效率达到 98.8%，对照组为

78.2%；干预组的心脑血管病事件发生率为 1.8%，对照组为 4.6%。该结果提示此证据有一定的实际应用价值。

（3）适用性评价　本案例与研究证据中的背景是否差异较大？上述结果是否适合本案例中的情况？需注意哪些问题？

文献中的研究现场为广西南宁市某社区卫生服务中心，与本案例社区所属的城市同属于经济发展的中等水平，所关注的主题为探讨社区综合干预对高血压病的防治效果，研究对象覆盖了不同年龄层次、职业、高血压的分级，并提出了综合干预措施的具体实施方式和细节。因此，该文献的研究结论适用于本案例的实际情况，所提出的综合干预措施具有一定的可操作性。

总之，根据评价结果，该证据的真实性、重要性和适用性均较好，对本案例所提问题的解决具有一定的使用价值。

4. 作出决策并应用证据

结合本社区的资源条件、职责权限和专业服务范围，社区卫生服务中心李主任作出如下决策：①通过制作和发放宣传画，开展社区居民的高血压知识的健康教育；②通过举办社区讲座，对高血压患者进行有针对性的饮食干预、行为干预和心理干预；③通过入户随访，对正在服药的高血压患者进行用药指导。

5. 后效评价，不断改进

在决策并应用证据后，应定期开展以评估干预的效果和效率为核心目标的后效评价，找出证据应用中存在的问题，并持续改进，最终才可能获得期望的效果。为使高血压社区综合干预工作规范化、长期化，李主任积极争取上级领导的支持，引进高血压社区综合干预的信息化管理，以提高各项高血压社区干预措施的执行力度和效率。

第三节

循证公共卫生实践面临的问题与挑战

循证公共卫生实践包括两个方面的内容：公共卫生证据的生产和公共卫生证据的使用。循证公共卫生之所以日益受到重视，是因为公共卫生决策或公共卫生项目的制定、执行、评估都需要证据，而公共卫生研究也正在为公共卫生决策或公共卫生项目源源不断地提供证据。循证决策的出现，使卫生研究者、决策者和公众需求之间形成了一个卫生服务链：研究者和公众向卫生决策者提供科学的研究证据和卫生需求，决策者根据具体的需求来制定相关政策，从而使卫生政策具有针对性、有效性，卫生资源的配置更加合理。因此，循证决策在提供有效的研究资源、提高卫生服务质量和效率中的作用不容忽视，不仅为解决西方发达国家公共卫生服务的困境提供了新的契机，也为资源匮乏的发展中国家应对重大公共卫生问题提供了新的思路。

一、循证公共卫生实践面临的问题

循证公共卫生实践的关键是证据的获取，核心是证据的评价，目的是为科学决策提供依据。循证公共卫生实践需要卫生研究者或者卫生决策者紧密联系和有效沟通，围绕制定高价值政策这一共同目标建设相互支撑、优势互补的网络和系统，指导地方政府制定出代表本地居民最高利益的公共卫生政策。总体而言，当前循证公共卫生实践主要面临以下问题。

1. 循证意识不强

循证公共卫生实践的目标在于公共卫生政策的制定。作为政策制定者，需要培养"循证"的意识，营造"用证据说话"的环境。同时，要善于转换角色，将自己变成研究证据的消费者，主动地去反映需求，参与到证据生产的过程中去。作为研究者，应摒弃所谓的"政学分途、不问政治、专心学术"的观点，主动参与到政策的制定过程中，了解政策制定者的需求，主动提供证据，促进政策制定的科学化、合理化。

当然，循证公共卫生实践极具复杂性，制定政策时除了参考研究生产的证据外，还必须考虑其他类型的证据（即广义的证据）以及政策应用的背景环境。公共卫生的循证决策应该是在全面考虑、合理权衡各类证据之后制定的政策，制定者必须赋予政策公开、透明、合理的解释。另外，政治因素并不一定就是科学的对立面，有时可以成为政策得以顺利有效实施的重要保障。

就我国而言，卫生决策管理人员的循证决策意识还较薄弱。一方面，公共卫生管理部门、研究机构、服务机构尚未把循证公共卫生的应用列入重要议事日程，其管理人员也普遍缺乏循证知识和技能的专业培训。另一方面，公共卫生研究人员通常依据自己的专业兴趣和特长提出研究课题，向公共或私立研究资助机构提出申请，而不是由卫生决策管理人员根据卫生服务的特点和需要来提出问题，因此难以保证所获得的证据有利于公共卫生问题的及时解决和解决的质量。

2. 证据来源不足

循证公共卫生决策离不开高质量的证据。虽然证据本身不是决策，但证据可能是循证决策的决定性因素。就全球范围而言，循证公共卫生实践仍是个较陌生的领域，所需证据普遍来源不足。目前发展中国家在决策中采用的证据大多数来源于发达国家，一方面，由于所处政治体制、社会结构、人文环境不同，发展中国家在利用这些证据进行决策时可能会出现一些偏差；另一方面，发展中国家的证据评估系统本身并不完善，相关的专家对系统评价的知识比较欠缺，更谈不上将定性系统评价和定量系统评价（Meta分析）灵活地运用于证据的评估中。

2005年5月举行的世界健康大会呼吁世界卫生组织成员国建立或加强信息转换机制来支持循证公共卫生决策，并且号召世界卫生组织的主要首脑对建立更有效的信息转换机制提供有效的援助，使得证据的产生和使用具有较高的相关性。与此同时，重点强调了加强低或中等收入国家的研究和政策之间的联系，确定要在发展中国家建立循证决策网络，提倡发展中国家的决策者根据本国特定的国情和有价值的证据进行政策制定，以避免将发达国家中的模式生搬硬套到自己国家的政策中。

在西方发达国家，各类循证决策平台保存了大量高质量的循证决策证据（系统评价），为公共卫生决策者提供决策参考。以加拿大 McMaster 大学建立的循证决策网络推广平台为例，截至 2015 年 1 月共存储了 3000 余条帮助卫生决策的循证决策系统评价，其中有 227 条记录是政府卫生系统管理效果的循证决策证据（如政府应如何与卫生机构合作以改善居民健康水平），有 301 条记录是关于卫生组织财政管理效果的循证决策证据（如不同医疗保险报销类型对于初级医师医疗行为的影响），有 2651 条记录是卫生系统供给服务管理效果的循证决策证据（如癌症患者的后续护理问题研究），以及有 834 条记录针对公共卫生系统改革方案和效果的循证决策证据（如社会安定与高危群体的处置问题）。

3. 影响因素复杂

就公共政策的制定来说，由于有待解决的问题和面向的对象更复杂，很多问题远非单纯的医学技术手段就能够解决，因此非医学领域（如社会科学、经济学、教育、伦理、司法等）中的证据反而更具借鉴价值。另外，除了科学研究生产的证据以外，咨询意见、政府工作记录、约定俗成的规范（文化的、伦理的、价值观等）乃至政治的因素均可成为广义证据中不可或缺的一部分。在不同证据面前，有时还需考虑证据之间的互斥性或者互补性。当然也必须承认，公共政策制定者必须兼顾个人和社会利益，在经济和伦理原则面前，科学证据也常常不得不作出一定程度的让步。

关于公共卫生决策的文献或其他的证据多是现场调查或定性陈述，证据的质量、标准和方法都与循证医学有着很大的区别，从而导致循证公共卫生决策与循证医学在方法上存在差异。此外，公共卫生领域针对人群所采取的干预措施（政策）往往是综合性的，干预效果通常不是单一的结局指标能够全面反映的。例如，Meta 分析的结果通过平均效应值来反映干预措施的效果，表面上非常客观谨慎，但可能掩盖干预政策（项目）间在背景环境、起效机制和复杂结局之间存在的差异，而这些恰恰可能是对于循证决策最具价值的信息。

除了以上主要问题外，经济发展水平也是循证公共卫生的一个重要制约因素。一方面，良好的经济水平能帮助卫生政策有更合理和更有效的安排。例如，近年来随着我国对公共卫生工作的重视，在公共卫生方面的投入显著增加，为公共卫生事业的发展提供了重要支持。相对而言，由于有较大的财力支持，我国经济发达地区的公共卫生工作质量和水平远远高于贫困落后地区；另一方面，经济发展不平衡对证据的获得、使用和效果评价均会造成重要的影响。例如，经济水平较差的地区，不仅获得证据常常比较困难（值得注意的是，在经济发达地区适用的证据对于经济水平较差的地区可能无用武之地），而且由于提供卫生服务的数量和质量难以保证，对于卫生政策的落实和效果评价都会带来诸多困难。

二、循证公共卫生实践面临的挑战

（一）证据的生产

公共卫生证据来源于公共卫生领域的各种研究，既有宏观研究，也有微观研究；既有定性研究，也有定量研究；既有原始研究，也有二次研究。由于公共卫生工作本身的复杂性和特殊性，循证公共卫生应发展和完善相应的研究方法，为循证决策提供高质量的证据。从目前情况来看，公共卫生证据的生产在数量和质量上都面临巨大的挑战。

1. 原始研究

公共卫生领域的原始研究有多种类型，包括实验性研究和观察性研究。其中，实验性研究多用于干预措施的效果评价，如使用 RCT 研究疫苗接种后的效果；观察性研究多用于影响因素的分析，如使用队列研究探索环境污染对出生缺陷的作用。

卫生政策或项目实施的效果评价是公共卫生领域的重要研究内容。然而，由于卫生政策或项目的实施常常涉及较大范围和人群，不宜采用 RCT 这一研究设计，且实施过程容易受到各种因素影响，因此研究结果常常不太可靠，重复性也较差。尤其是定性研究，其资料的收集方法更易受到主观因素的影响。这些问题都迫使公共卫生领域在原始研究中加强科学设计、整体考量和过程评估。

即便利用现有公共卫生数据生产证据，证据质量也有待提高。例如，我国传染病监测与疫情报告系统虽能较准确及时地收集相关疾病信息，但海量信息的深度加工和迅速应对能力尚待加强，通过该系统向政府动态提供高质量决策证据的能力和条件有待改善。为了获得慢性非传染性疾病及危险行为的信息进行证据的生产，慢性非传染性疾病及危险行为的监测系统也亟待建设。

2. 二次研究

近年来，全球公共卫生领域开展了不少二次研究，但多数停留在专家学者零星发表综述文章的层次，高质量的系统评价不多，尤其是针对重大健康问题的二次研究专题数据库匮乏且更新缓慢，公共卫生相关指南及技术规范大多数还是专家意见。

值得一提的是，美国疾病预防控制中心下设的美国预防服务组本着循证的思想，通过系统评价的方法，基于现有最佳科学证据和当前专家意见制定了《社区预防服务指南》(Guide to Community Preventive Services)，引导公共卫生专业人员采用有效的干预措施促进人群健康，为政策制定者或立法者的决策提供科学依据，为研究者提供进一步研究的线索和方向。循证公共卫生实践者可通过该指南获得相关、有效且具有成本效益的公共卫生决策及其社区项目信息。该指南被认为是"公共卫生的必备手册"，对公共卫生教育、科研与实践都将产生重要影响。

如前所述，公共卫生领域的 Meta 分析，通过合并效应量反映的干预效果常常会忽略干预措施所代表的个体化信息，因此改进公共卫生领域系统评价方法的探索一直在进行，如系统评价中的叙述性综合法。相对于 Meta 分析对结局的关注，该方法涵盖了更丰富的背景和过程信息，即按照一定的框架结构归纳总结原始研究信息，使读者对每个项目实施的复杂背景有所了解。近年来又兴起一种新的方法——"现实主义综合法（realist synthesis）"。这种方法回避了系统评价"重复最好的措施和示范性案例"的原则，因为社会干预措施非常复杂，基本上不可能完全重复；即使可重复，干预措施对实施的背景环境也非常敏感，完全一样的措施可能难以达到同样的效果。现实主义综合法关注的是：在何种背景环境下，对哪些人采取哪种措施有效，为什么有效？

（二）证据的获得和利用

公共卫生领域的证据通过多种形式供实践者利用，既有同行审议的学术期刊，也有未正式发行的文献资料；既有卫生政策和政府文件，也有专门的项目实施报告。无论何种形式，如能通过专门的数据库进行存储、检索和利用，将极大地方便循证决策，从而提高决策的效率和质量。

目前，国际上进行循证公共卫生决策主要通过 Cochrane 和 Campbell 两个协作网来实现。Cochrane 协作网以系统评价组（Cochrane Review Groups，CRG）为单位生产各学科领域的系统评价，目前已有 50 多个 CRG。Cochrane Library 中与循证公共卫生决策相关的数据库主要有 Cochrane 系统评价数据库、卫生技术评估数据库和 NHS 经济学评价数据库，旨在为医疗卫生管理决策提供最佳的科学证据。Campbell 协作网以美国著名心理学家和思想家 Donald Campbell 的姓氏命名，旨在制作、保存和传播社会学相关的干预措施效果的系统评价，为公共卫生决策及教育提供高质量、可靠的证据。Campbell 协作网更加侧重于公共卫生决策的系统评价，重视教育、刑事司法、社会政策和社会关爱等方面的干预措施效果，它开发了 Campbell（C2）Library 数据库，其中包含的 C2-RIPE 部分（干预措施及政策评估的系统评价）和 C2-SPECTR 部分（心理、教育、犯罪学试验登记库），可为循证公共卫生决策者提供很大帮助。

与多数发展中国家类似，我国也主要依赖于 Cochrane 协作网的循证决策数据库进行循证决策方面的研究，且已加入了亚洲循证决策网络（evidence-informed policy network，EVIPNet）的建设。不过，我国循证公共卫生决策的发展仍处于初级阶段，循证意识与多数发达国家相比相对较弱，且急需建立独立的、专业性的循证公共卫生数据库。

【结语】

公共卫生实践关乎社会发展的大局和全局，必须循证决策。基于证据的循证决策运动将引导着公共卫生决策领域开展一场科学化革新。证据是循证实践的核心，政策制定者、研究者、证据交流平台是循证实践的三个基本要素。为此，既要重视公共卫生决策的需求和高质量证据的生产，加强循证公共卫生的学科平台建设，充分发挥决策者和研究者在循证公共卫生实践中的作用，也要同步抓紧制定证据评价标准以及证据分级标准，定制实践手册及指南，建立开放的国际化证据库，与世界上每一个公共卫生实践者共享经验。

循证公共卫生在公共卫生决策与研究间架起了一座桥梁，加速政策制定者和研究者在政策制定过程中角色的转变，促进公共卫生研究证据更好地得以利用，并保障公共卫生决策更加科学，从而形成证据生产、归纳总结和利用的良性循环。我们有理由相信，基于证据的循证公共卫生实践不仅对建设一个高效、可靠、敏感、科学的公共卫生体系发挥重要作用，也将对整个卫生事业的改革和发展产生深远的影响。

（王海清）

参 考 文 献

[1] 张一鸣. 循证公共卫生决策的概念与操作步骤. 中国卫生产业, 2010 (03): 84-87.

[2] 苏雪梅. 公共卫生领域中的循证医学. 预防医学情报杂志, 2003, 19 (2): 128-128.

[3] 李立明, 吕筠. 关注循证公共卫生决策. 中华流行病学杂志, 2006 (1): 1-4.

[4] 李幼平, 杨晓妍, 陈耀龙, 等. 我国公共卫生领域的循证决策与管理-挑战与探索. 中国循证医学杂志, 2008 (11): 945-950.

[5] 黄建始. 我国公共卫生体系建设应该重视循证公共卫生决策. 安徽预防医学杂志, 2007 (3): 161-164.

[6] 王娜, 姜宝法. 循证公共卫生决策的发展现状及其前景. 中国公共卫生, 2006, 22 (10): 1272-1274.

[7] 李汉帆, 张瑜. 循证医学及在公共卫生的应用. 公共卫生与预防医学, 2006 (6): 1-4.

[8] 于菲菲, 吴骋, 马修强, 等. 循证公共卫生决策数据库的发展现状与展望. 中国卫生统计, 2013 (3): 448-450.

[9] 吕筠, 李立明. 循证公共政策与公共卫生改革路径. 人文杂志, 2006, 2006 (1): 146-151.

[10] 童峰, 林移刚, 张冲. 循证决策: 一种忠于证据的公共卫生决策模式. 医学与哲学: b, 2015 (5): 4-7.

[11] 黄建始主译. 循证公共卫生. 北京: 中国协和医科大学出版社, 2012.

[12] Fink A G. Evidence-Based Public Health Practice. California: SAGE publishing, 1988.

[13] 李幼平. 循证医学. 北京: 人民卫生出版社, 2014.

第十一章
中医药临床的循证实践

案例展示

    经过几千年的传承，中医药虽然得到一定范围的认可和一定程度的发展，但其有效性和安全性仍更多地停留在经验医学层面上，缺乏大规模的临床研究数据支持，导致其在国际医学舞台上并未获得应有的地位。一直以来，我国中医药研究人员希望能将中医药文化传播到世界其他国家，为全人类的健康事业造福。在多年的临床诊疗过程中，中国中医科学院张伯礼院士研究团队发现用于心血管治疗的西药虽靶点明确、成分清晰，但在心肌梗死的二级预防中，不耐受的情况还是时有发生。那么，安全的中药产品是否能达到西药同样的效果呢？

    2005年年初，张院士带领科研团队查阅了近年来的5000余篇中药论文，发现符合循证医学原则的研究凤毛麟角。鉴于此，张院士决定依据多年来的积淀，尝试搭建中医药循证医学的平台。经过筛选，芪参益气滴丸成为该科研项目的试验用药，以验证其在心肌梗死二级预防中的疗效和安全性。立项之初，在大量基础研究及临床研究的支持下，经过心血管专家的反复论证，一个大胆的方案最终通过了伦理评估，即用芪参益气滴丸与阿司匹林做双盲双模拟对照研究。

    与阿司匹林相比，芪参益气滴丸的效果到底如何？该研究具有怎样的价值和意义呢？

    中医药学已有数千年历史，其发展基于汉族文化，是以《黄帝内经》、《伤寒杂病论》为基础的辨证论治和个体诊疗体系。中医药作为优秀文化的瑰宝，在长期的历史发展中，形成了系统的、独特的理论体系，积累了丰富的临床经验，为人类健康作出了突出贡献。当然，中医药学也存在一些不足之处，如缺乏符合中医药防治特点而又为学术界认可的评价指标体系与评价方法，中医辨证论治和个体化诊疗未普遍实现标准化，中药的有效性、安全性缺乏足够的实验数据，中医药临床研究缺乏大样本随机对照试验等。

    循证医学的兴起给中医药的发展带来了机遇和挑战。循证医学与中医药学都强调以病人为中心的服务宗旨，强调临床实践的整体性、系统性，都重视证据及文献的研究。因此，借鉴循证医学的思维和方法，开展中医药临床防治性研究和实践，科学表达和评价中医药的疗效成为发展中医药的重要任务，也是中医药国际化的重要途径。

第一节

中医药临床的特点

中医药学（traditional Chinese medicine，TCM）是中国哲学与临床经验相结合的产物，以中国哲学为方法学基础，长于思辨和综合。临床疗效是中医药生存和发展的基础，但由于中医药临床研究（clinical study）存在一定的方法学问题，研究质量常常受到影响，研究结果也得不到科学客观的评价，致使中医药学徘徊于经验医学阶段，制约了中医药学的发展。

一、辨证论治

古往今来，中医药学一直都强调临床上的辨证论治（syndrome differentiation），辨证论治是中医药临床的精华，辨证是论治的前提。所谓辨证，就是将望（inspection）、闻（auscultation and olfaction）、问（inquiry）、切（palpation and pulse taking）所收集到的有关疾病的各种资料（临床表现、体征和检查结果）进行综合、归纳和分析，找出疾病的发病原因、病变的所在部位、病变的性质、机体与疾病作斗争的情况来对疾病作出诊断。所谓论治就是根据疾病的诊断来确定相应的治疗原则和方法，最后开方用药。

证（syndrome/pattern）是经验和理念相结合的产物，是古人对收集的各种生理病理现象进行逻辑推理而产生的一种整体功能关系失调的病理模型。辨证论治是对疾病过程中某一阶段所表现出来的各种临床症状和体征进行去伪存真、脉症取舍，从而把握住其本质——"证候（syndrome）"的过程。它遵循法从立本、以法统方、据方遣药的一般原则，又根据具体情况谨守病机、把握标本、相机权变、随症加减。辨证论治既抓住疾病当前阶段的主要矛盾，又根据矛盾的特殊性作具体分析。原则性和灵活性高度协调，具体情况具体处置，是辨证论治的精髓。

辨证论治是中医药治疗疾病的特色和优势，体现了中医药诊疗疾病的独特的思维模式。证、证候是对人体内外环境多因素相互作用下的综合反映，是辨证论治的核心内容。然而，中医对证候的判定具有宏观、模糊和主观性。辨证往往以症状（symptoms）、体征（signs）、舌象（tongue picture）、脉象（pulse）等一系列软指标为依据，缺乏客观规范的标准，或常因个人经验水平不同而使辨证结果不一致，对病的证候分型也缺乏统一规范，导致中医临床疗效评价方法的科学性和规范性不足，甚至缺乏相关评价技术。因此，证候作为中医临床疗效评价的主要内容，其诊断的标准不规范、某些概念的模糊性和不确定性成为中医药临床疗效科学评价的障碍。

二、整体观念

所谓整体就是事物的统一性和完整性，中医药学非常重视整体观念，具体体现如下。

1. 人体是一个有机的整体

中医认为，人体虽然由脏腑（zang-fu viscera）、经络（meridian）、皮毛、肌肉、筋骨、精髓、气、血、津液等组成，且各具不同的生理功能，但它们之间并不是孤立存在的，而是以五脏为中心配以六腑，通过经络的联系，把六腑、五体、五官、九窍、四肢百骸紧密地联系在一起，构成了一个表里相连、上下沟通、密切联系、互相制约、协调共济、井然有序的统一整体，然后以精、气、血、津液作为物质基础，共同完成人体各种生理机能活动。它们结构上不可分割，生理上相互联系、相互协调，一旦发病则又相互影响。所以，如果体内脏腑有了病变就一定会反映到机体外表上来，医生通过观察外在局部的变化就可以推断体内脏腑的病变，故中医有"有诸内必形于外"之说，医生诊断疾病往往就是通过疾病表现出来的症状和体征来进行的。

2. 人与自然具有统一性

人与自然有着密不可分的关系，一方面自然界为人类的生存提供了必要的条件，另一方面自然界也给人类带来了致病因素，在生理情况下人体与自然界通过机体的调节保持着一种动态的平衡，即生理性适应，一旦自然界变化超过了人体的调节能力，人体的生理平衡（physiological balance）就会被破坏而产生疾病，中医的这种天人一体观就是人与自然界的统一性。所以，中医治疗疾病时要充分考虑自然界因素，因时因地而宜，而不能千篇一律、千人一方。整体观念是中国古代唯物论和辩证思想在中医学中的体现，它贯串于中医学的生理、病理、诊法、辨证和治疗等各个方面。

第二节

循证医学与中医药临床实践

循证医学（Evidence-based Medicine，EBM）的产生虽只有二十余年的时间，但已经风靡全球，并且对全世界的医疗卫生工作产生了重大影响。有着几千年发展历史的中医药学在20世纪末开始接受和融合循证医学。循证医学方法的引入也给中医药临床实践注入了新的活力，将为中医药学提供巨大的发展空间。如何认识循证中医药学、开展中医药循证医学研究，成为中医药学研究者需要面对和思考的问题。

一、循证医学与中医药临床实践的内在联系

循证医学与中医药临床实践在诊疗模式、思维方法学等方面具有一定的内在联系。

1. 两者都强调整体观

整体观是中医药学的特点和优势。它认为"天人相应"，人体各脏腑组织器官之间在生理、病理上相互联系、相互制约、相互影响，重视从局部病变与整体机能的有机联系上分析疾病的病情变化。在治疗上从整体分析病因、病状等主要矛盾，重视人整体功能状态的调整和改善，根据机体整体反应及各脏腑、经络、气血的联系，采取扶正祛邪、治病求本的原则和具体治法，进行全身调整和治疗。

循证医学同样重视整体观，强调将现有最佳的证据与医生的临床经验和病人的价值观三者结合起来综合考虑，通过制定最合理的诊疗方案，为每个具体的患者服务。循证医学改变了临床医生过去只见"疾病"、不见"人"的状况，提倡从患者的需求和利益出发，充分尊重患者的价值和愿望，并让患者参与诊疗决策的制定。它突破以往以疾病为中心的模式，倡导临床措施和医疗决策都要以患者为中心。另外，在评价一种疗法是否有效时，循证医学重视与患者密切相关的临床指标如病死率、致残率、生活自理能力及生命质量等，而不是实验室或影像学等中间指标的改变。不难看出，两者都从方法学上忽略中间环节、中间指标，关心考察终点指标"病人的整体疗效和整体感受"，证候疗效和生存质量只是形式上的不同。

2. 两者都重视证据

中医药学是一门实践性极强的学科，其循证理念源远流长。《本草图经》中记载："为评价人参的疗效，需寻两人，令其中一人服食人参并奔跑，另一人未服人参也令其奔跑。未服人参者很快就气喘吁吁"，这其实就是典型的临床对照试验。中医经典巨作《伤寒杂病论》也非完全依据张仲景个人经验所撰写，其博览群书，继承并发扬了古代医家临证经验以及医籍精华，经过其本人大量临证经验的实践，将辨证论治与方证理论融为一体，历经多年，反复进行临床验证，完成了东汉前中医最佳临床证据的产生和评价，从某种角度来说，《伤寒杂病论》的成书过程是古代循证研究的真实案例。由点及面，古代众多医家著作实乃集体智慧的结晶，其中的理法方药必然是借鉴前人临床经验，经过反复临证而形成。

中医辨证通过四诊收集证据，从望、闻、问、切各个方面来观察和了解病情的变化，以外测内、以常衡变，将诊查结果作为辨证、立法、用药的依据。同时在症状的采集中还要区分主要症状或次要症状、基础症状或特征性症状，认识到在临床上可以见到"至虚有盛候"、"大实有赢状"等假象，能够做到透过现象看本质从而得出正确的诊断。中医药学的辨证论治所体现的个体化诊疗方式，讲究因人因时因地制宜。中医药学的每味中药、每个方剂（prescription）、针灸学（acupuncture science）中的每个穴位、每个手法都是古往今来多少医家和患者随时互动、全程监测、反复试验、不断改进总结出的人类与疾病作斗争的经验和智慧。患者病程中体现着许多循证的思想，例如时间上的前后对比、空间上的地域比较和同类（同病/同证/同症）或者不同类患者的对比。

中医的"证"，包含了证候、证型、证变和证治，内涵十分丰富。其中证候是患者的临床表现（如发热、咳嗽、疼痛、水肿、偏瘫等各种症状）、证型是疾病的类别和性质（如外感风寒、风热犯肺、肝胆实热、气血两亏等）、证变是疾病的变化和预后（脏腑经络传变、转归和预后），证治则是治则（治疗方法、方剂、药味）。可以说中医的"证"既有疾病的信息特征，又有医生的分析判断；既关注局部表现，又重视整体变化；既观察分析现病，又推导阐明预后；既有诊断意见，又有治疗方案。

证据是循证医学的基石，遵循现有最佳证据进行实践和决策是循证医学的本质所在。循证医学中的证据主要是指临床以人为对象进行研究获得的证据，包括病因、诊断、预防、治疗、康复和预后等类型。循证医学认为理论假设、动物或离体实验（vitro experiment）结果都不能为临床决策提供确凿证据，应基于以病人为中心的临床研究结果去评价干预措施的有效性和安全性。

二、循证医学对中医药临床实践的要求

循证医学的实践模式给传统"辨证论治"思想赋予了新内涵。循证医学是证据的进步，而不是否定；是过去医学的发展，而不是范式的转化。作为一门方法学，循证医学得到了国内外中医药界的高度重视。中医药界已普遍认识到循证医学对中医药临床研究的重要性和必要性，将循证医学的理念和方法逐步运用到中医药临床研究与评价的实践之中。目前多数学者认为，循证中医药是指用循证医学的方法评价中医药的临床疗效，避免无效或有害干预措施的滥用（overuse）、有效或有利的干预措施的使用不足（underuse）或误用（misuse），从而指导临床科学决策。从广义上讲，是借鉴循证医学的理念和方法，对中医药行业的发展方向和道路进行科学决策。

1. 病与证相结合

现代医学研究病，而中医研究证，由于证是疾病过程中某一阶段机体对内外致病因素作出的综合反映，因此又有同病异治、异病同治之说。在中医辨证与疗效评价体系的标准化研究中，应将病与证相结合、以病统证，在疾病诊断的基础上研究证。从临床角度出发，以西医疾病诊断为基础进行中医的辨证分型，扬弃陈旧的、模糊的或不合理的内容，加强国际交流，用现代流行病学、分子生物学（molecular biology）、生理、生化、病理和免疫等学科的研究成果来补充和规范辨证论治，调整那种片面的、以个人经验或习惯为主的辨证模式，如此将对促进中医学发展产生重大影响。

2. 证候的标准化与客观化

证候的标准化、客观化研究是对中医药临床疗效进行客观、科学评价的前提和基础。由于学科的特点和历史的原因，中医证候的诊断缺乏统一的标准。中医证候标准化和客观化，应该以具体的疾病研究为切入点，借助循证医学的桥梁，通过大样本的临床流行病学调查研究，由部分到整体，由特殊到一般，探求具体疾病的证候分布及其动态变化规律，逐渐积累较高质量的中医实践证据。

在具体实践中，应重点研究中医证候的生理、病理基础，明确中医证候与西医疾病的关联，寻找与现代医学疗效评价指标的结合点；建立中医证候客观化的诊断标准，规范某些模

糊的中医证候和概念；建立起一整套科学的临床证候论断标准，使临床识证准确、辨证有据、有法可循；确立客观化和量化的中医证候疗效评价的指标体系，以提高中医证候疗效评价的可操作性和重复性，使之得到全球医学界的认可。

3. 中医药临床研究的现代化

同现代医学研究相比，中医药临床研究的整体水平不高，其传统的科研方法着重于宏观性、整体性和直观性，因而形成了宏观描述较多而精确量化较少、综合推理较多而具体分析较少、直观观察较多而实验研究较少的特点。具体来说，中医药临床研究中，前瞻性研究（prospective study）较少，多为病例统计、个案报道、经验总结等，常缺乏严谨合理的设计；统计方法比较落后；主要依据症状的改善或某些检测指标或功能测定的变化来代替疗效，缺乏临床终点等影响长期预后的内容（如病死率、致残率、QALY、DALY 等），疗效常常难以评定，表现出重复性差、偶然性大等特点；缺乏对不良反应（adverse reaction）、随访资料的收集。与此同时，缺少科学、系统地反映中医个体诊疗特色和复合干预策略的疗效评价方法，制约了中医药现代化的发展进程，难以将中医药存在的临床疗效和特色客观地显现出来。

近年来，中医药随机对照试验（randomized controlled trial，RCT）虽逐渐增多，但质量不高，主要表现为：大部分未说明随机方法，极少报告随机分配隐藏；基线可比性描述不规范；受试者纳入和排除标准未充分报告；多数研究均未描述样本含量的估算依据；使用盲法者极少；失访病例的记录较少等。另外，患者的依从性未得到有效控制，致使一些资料不客观；很少报道阴性结果，不能反映真实情况；对临床研究的管理多为"终点管理"模式，缺乏试验实施过程中严格的质量控制。

三、中医药循证实践的最终目标

1. 提高中医药临床证据的质量

如前所述，中医药学的临床实践中存在诸多不足，导致中医药临床证据质量参差不齐，整体水平偏低。因此，从根本上提高中医药临床证据质量应从以下方面着手：①建立更多高水平的临床试验机构，大力培养循证中医药科研人才；②加强国际国内协作，确定主要病种疗效评价的科学指标体系（标准和规范）；③积极开展中医药临床的原始研究，重视科研方法，加强质量控制，实现过程管理，全面规范评价，体现中医特色；④对已有临床证据进行鉴定整理和系统评价，尤其对重大疾病的主要中医药疗法进行系统评价，生产高质量的二次研究证据。

近年来，我国政府积极响应世界卫生组织全球战略，制定中医药国家标准、技术性国际规范，编撰《经穴部位》、《针灸穴典》，《针灸腧穴定位国际标准》等国颁标准，并相继开展"重大疾病综合防治研究（中医）"、"中药复方药物标准化（范例）研究"攻关计划和中医临床诊疗技术整理与研究项目，有力地推动了中医药防治心脑血管病、病毒性疾病、恶性肿瘤、老年期重大疾病、中医药临床诊疗技术整理等系列研究，为中医药应用研究科学评价体系的建立提供了基础，对于民族医药、民间医药的整理和总结，也给予了重点扶持。

2. 促进中医药临床决策科学化

有效利用现有最佳证据指导中医药临床工作，实现真正的"循证临床实践"是中医药循证的最终目标。为了促进中医药临床决策的科学化，近年来临床实践指南（clinical practice guidelines）和临床路径（clinical pathway）的制定正在快速有效开展，其制定和形成过程一定程度上体现了临床证据转化的过程。当然，为了增加证据的可及性，建立丰富可靠的中医药临床专业数据库，满足循证实践的信息需求也是当务之急。此外，应大力培养和提高中医药临床工作者的循证决策技能，学会"提出正确的问题"、"查找证据"、"对证据进行严格评价"、"综合证据和使用证据"，学会从疗效、生活质量、医疗费用、医疗质量促进和提高临床研究水平等角度去综合评价证据应用的效果。

在缺乏高质量的证据时，中医药临床决策也可基于当前可得相对最佳的低质量证据、临床经验、个人判断、价值观和偏好等。

总之，加快循证中医药发展步伐，提高证据生产水平和临床决策水平，不但可以加速中医药现代化和国际化进程，而且可以充分发挥中医药的优势与特色，为世界医学发展作出更大的贡献。

第三节
中医药临床循证研究案例分析

让我们回到本章一开始提出的案例展示。

芪参益气滴丸主要由黄芪、丹参、三七、降香四味中药组成。其中黄芪大补元气，可使气旺以促血行，祛瘀而不伤正，为诸药之君；丹参及三七活血祛瘀，通络止痛，共为臣药；降香气香辛散，温通行滞，是为佐使之药，四药合用，具有益气活血、通络止痛之功效。

该药能否用于心肌梗死的二级预防？与西药比较效果如何？是否安全？

心肌梗死的二级预防是指心肌梗死发生后，预防心血管事件发生、改善患者生活质量的情况。为了验证芪参益气滴丸（以下简称 QSYQ）在心肌梗死二级预防中的疗效和安全性，中国中医科学院张伯礼院士的研究团队开展了一项符合国际循证医学标准的大规模中医药研究，并以此为契机进行中医药研究的方法学探索。

一、研究设计

该研究采用多中心随机对照（multicenter randomized controlled）、双盲（double-blind）双模拟（double dummy）的试验设计，以阿司匹林肠溶片为对照，以非致死性再梗死、非致死性脑卒中及心血管病死亡等终点事件发生率为主要评价指标，评价 QSYQ 对心肌梗死二级预防的效果。该研究的详细情况可参见链接"http：//www.freepatentsonline.com/WO2012000425.pdf"。

1. 研究目的

该研究的主要目的是要明确长期服用 QSYQ 能否降低非致死性再梗死、心血管性死亡及非致死性脑卒中发生的相对危险性，与阿司匹林对照是否具有非劣性；其次是了解 QSYQ 对其他临床事件发生及患者生活质量的影响。

2. 总体设计

本研究为多中心、中心随机、双盲双模拟、阳性药对照试验方法。采用大规模的随机对照试验（RCT）方法，在全国东、西、南、北、中 5 个区域的 16 个临床试验分中心（三级甲等医院）、84 家医院同时进行。

受试对象为符合急性心肌梗死诊断 28 天至 2 年，且中医辨证为气虚血瘀的患者。随机化方法为中心随机化，即按照事先准备好的随机序列表（由电子计算机产生），通过交互式语音应答系统（interactive voice response system，IVRS），将受试者按 1∶1 的比例随机分配到治疗组和对照组的任一组别。当受试者符合入组/排除标准后，研究者打电话到 IVRS，IVRS 将会给受试者指定受试者身份识别码和随机号。IVRS 指定的受试者身份识别码和随机号是唯一的，用于代表受试者身份和说明受试者接受的是何种治疗药物。

治疗组使用 QSYQ，对照药使用阿司匹林肠溶片（心肌梗死二级预防的常规药物）。为了达到试验双盲双模拟的目的，采用的 QSYQ 模拟剂，与 QSYQ 外观、形状、颜色基本一致，且包装相同；采用的阿司匹林肠溶片模拟剂，与阿司匹林肠溶片外观、形状、颜色基本一致，且包装相同。将每位受试者在 1 个月中的药物包装成 1 小盒，其中包括 QSYQ＋阿司匹林肠溶片模拟剂或阿司匹林肠溶片＋QSYQ 模拟剂，每 3 个月的用药包装成一大盒，每一份药物编号相同。

3. 用药方法

（1）治疗组　QSYQ0.5g，餐后半小时服用，每日 3 次；同时服用阿司匹林肠溶片模拟剂 100mg（4 片），每日一次。

（2）阿司匹林对照组　阿司匹林肠溶片 100mg（4 片），餐后半小时服用，每日 1 次；同时服用 QSYQ 模拟剂 0.5g，每日 3 次。

4. 样本量计算

根据先前的临床经验，1 年 MI 发生率大约为 5%，假定治疗可减低 50% 的死亡风险，即假定相对危险度为 0.5，考虑 20% 的脱落率，受试者总数至少 3600 例（试验组 1800 例，把握度＝90%，双侧 α＝0.05）。研究时间为 18 个月，前 12 个月为治疗期，后 6 个月为随访期。

5. 指标定义（限于篇幅，仅介绍主要指标）

心血管事件包括：①再梗死；②严重心律失常；③心力衰竭；④心源性休克；⑤血运重

建（介入治疗及冠脉搭桥术）。非心血管事件包括：①脑卒中；②肺栓塞；③外周血管事件；④肿瘤。死亡事件包括：①冠心病死亡；②其他心血管病死亡；③非心血管病死亡。

心绞痛及中医症状采用记分法（记分标准从略）；生活质量采用西雅图心绞痛量表（SAQ）进行评价，该量表包含19个问题，分为5个方面（由患者独立完成）。

二、主要结果

本研究共入组3508例患者，试验组和对照组分别为1748例和1760例。结果显示，QSYQ对急性心肌梗死患者发生非致死性再梗死、非致死性脑卒中、心血管性死亡的影响与阿司匹林无统计学差异（组间比较采用Log-rank检验）。死亡终点事件发生率、心绞痛轻重程度记分、发作次数和持续时间、硝酸甘油用量变化情况、中医症状、胸痛、心悸自汗、面色少华、生活质量（采用西雅图量表）等方面的改善作用与阿司匹林相比均无统计学差异。这些结果表明QSYQ对急性心肌梗死患者二级预防的作用与阿司匹林相近。

最后结论：QSYQ可以减少急性心肌梗死后患者心血管事件、非心血管事件和死亡事件的发生；可以减轻急性心肌梗死后患者心绞痛的发作，减少发作次数，缩短发作持续时间，减轻疼痛程度，减少硝酸甘油用量，减轻胸痛、胸闷、气短、乏力、心悸、自汗、面色少华等症状；也可以改善急性心肌梗死后患者的生活质量、患者躯体活动受限程度、心绞痛稳定状态。

三、总体评价

该研究是国内第一个具有自主知识产权的中医药大规模、多中心随机对照临床试验，第一个以心血管事件为终点的心肌梗死中医药二级预防研究；也是第一个纳入政府规划、WHO临床试验注册平台注册、国际卫生研究机构参与评价的大规模多中心中医临床研究。

该研究注意发挥中医药特色优势，注重群体评价和个体评价的连接，强调标准化和个体化的结合，研究者报告结局和患者报告结局互为补充。课题组为此建立了独立运作的临床试验中心、数据管理中心和数据监察委员会，对试验实施过程进行严格的质量控制。

从整个研究过程和细节来看，该研究建立了中医药循证评价的系列方法和关键技术保障研究质量，包括中医药循证方案设计、中央随机、中心药品管理、数据动态管理、依从性控制等方法和关键技术；结合试验中心选择、受试者募集、研究者培训、三级监查、终点事件评估及数据分析等方法，构建了既遵循国际临床研究通则又兼顾中医药特点的"中医药循证评价模式和研究程序"。该项目实现了设计、实施和评价三分离，并有效控制偏倚，从而保证研究结果的客观可靠。

四、重大意义

2010年6月29日，在北京，由5位院士及4位心血管临床专家组成的项目验收小组在科技部及国家中医药管理局的组织下给予该研究肯定的评价：芪参益气滴丸对于心肌梗死二级预防具有与阿司匹林肠溶片相似的疗效，并建立了中医药循证医学的相关技术和方法，其既符合国际循证医学研究规范，又注重发挥中医药特色，是中医药循证医学研究的范例。

至此，该研究获得了预期结果，也宣告了该项"十五"科技攻关项目取得圆满成功。这是站在国际循证医学高度、具有自主知识产权的中医药预防临床科研项目，也是中医药从经验医学向实验医学转变的成功范例。2012 年 2 月，2011 年度国家科技进步奖正式公布，其中中药研究项目"芪参益气滴丸对心肌梗死二级预防临床试验"荣获二等奖。通过此次研究实践，培养了一支中医循证临床研究的人才队伍，建立了中医循证临床研究的科学模式，为促进中医临床研究水平的整体提升起到重要推动作用。

【结语】

从"六五"开始，国家对中医药的支持力度逐年增加。从"攀登计划"、"863"、"973"、"科技攻关计划"、"科技支撑计划"到投以巨资的"重大新药创制"专项，无不体现出国家对中医药现代化和国际化的支持态度和殷切希望。特别是"重大新药创制"专项，投巨资建设包括中药在内的新药临床评价技术规范和平台，从国家层面保障临床研究所获数据及数据管理实现与发达国家双边互认，建立获得国际认可、符合国际新药研究规范的新药临床评价技术平台，为中药新药的研发提供技术保障。

在循证医学时代，每一个中医药临床实践者不仅要主动接受循证医学理念，还要及时加强循证医学技能的学习和提高，为中医药临床研究和实践的现代化与国际化贡献应有的力量。

（聂鹤云）

参 考 文 献

[1] 李幼平. 循证医学. 北京：人民卫生出版社，2014.

[2] 刘建平. 循证中医药临床研究方法. 北京：人民卫生出版社，2009.

[3] 刘建平. 循证医学. 北京：人民卫生出版社，2012.

[4] 杨克虎. 循证医学. 第 2 版. 北京：人民卫生出版社，2014

[5] 郭新峰，赖世隆. 对中医药领域开展循证医学研究的几点看法. 中国循证医学杂志，2008（1）：10-12.

[6] 杨志新，石学敏. 循证医学与中医药发展述评. 中华中医药杂志，2010，1：7-9.

[7] 刘建平. 中医药临床试验的方法学问题与挑战：循证医学的观点. Chin J Integr Med，2006，1：1-6.

[8] 张容瑜，尹爱田，安健. 中医药循证医学的哲学基础及思考. 医学与哲学，2010，8：10-11.

[9] 张泽. 中医与循证医学：从理论到实践. 中华中医药杂志，2015，10：3417-3419.

[10] Shea J L. Applying evidence-based medicine to traditional chinese medicine：debate and strategy. J Altern Complem Med，2006，12（3）：255-263.

[11] Fung F Y，Linn Y C. Developing Traditional Chinese Medicine in the Era of Evidence-Based Medicine：Current Evidences and Challenges. Evid-Based Compl Alt，2015，2015：1-9.

第十二章

Meta 分析软件及其使用

如前所述，高质量的系统评价/Meta 分析结果是循证医学的最佳证据之一。近年来，随着循证医学方法学的快速发展，Meta 分析的类型也层出不穷，与此相对应的支持软件也不断地被开发出来。目前可用于 Meta 分析的软件大约有十几种，有的仅能针对某一种类型 Meta 分析，有的可以完成现有的各种 Meta 分析；有的只需人机对话，有的需要编写程序。不同的软件在性价比、使用的难易程度上均存在一定的差异。本章就常见的 Meta 分析软件进行简单介绍，并重点讲述 RevMan 软件的使用方法。

第一节
常用 Meta 分析软件的介绍

一、常用 Meta 分析软件及其特点

1. Review Manager

Review Manager（简称 RevMan）软件是国际 Cochrane 协作网为系统评价作者免费提供的专用软件，用来制作和保存 Cochrane 系统评价的计划书和全文，并能对录入的数据进行 Meta 分析。Cochrane 协作网于 2003 年 3 月 21 日推出该软件，目前最新版本是 2014 年 6 月 13 日发布的 Review Manager5.3，下载地址为 http：//ims. cochrane. org/revman/download。该软件主要包括系统评价的文字写作与 Meta 分析两大功能，操作简单、结果直观，是目前 Meta 分析专用软件中较为成熟的软件之一，可以进行干预系统评价（intervention review）、诊断性试验准确性系统评价（diagnostic test accuracy review）、方法学系统评价（methodology review）和系统评价再评价（overviews of reviews）。RevMan 软件附有用户指南和内容详尽的帮助文件，在使用该软件中遇到问题时，可通过查阅指南和帮助文件寻找解决办法，也可向所在的系统评价组寻求帮助。本章第二节将详细介绍该软件的使用方法。

2. Stata

Stata 软件是一个功能强大而又小巧玲珑的收费统计分析软件，最初于 1985 年由美

国计算机资源中心（Computer Resource Center）研制，现为 Stata 公司的产品，最新版本为 13.0。该软件具有完整的、集成的统计分析功能，可进行数据管理、统计分析、图表绘制、模拟和自定义编程。与 SAS 相似，Stata 也采用命令形式，其命令由关键词、参数、选项等构成字符串，所有命令、函数、变量名等都严格区分大小写，其基本语法格式如下：［特殊选项］：关键词 命令参数［，命令选项］。相对而言，Stata 的命令比 SAS 简单易学。

Stata 软件操作灵活、计算速度快，用其绘制的统计图形相当精美、很有特色，因而深受研究人员的青睐，在全球范围内被广泛应用于企业和学术机构中，与 SAS、SPSS 一起并称为新的三大权威统计软件，也是国际临床流行病学网络推荐使用的统计分析软件。

Stata 公司允许用户自行编、写添加 ADO 程序文件，软件中的 Meta 分析模块就是由开放性用户为协作网编写的、专门用于进行 Meta 分析的程序。Stata 软件在 Meta 分析方面的功能非常强大，国外的许多 Meta 分析文章都是通过 Stata 来完成的。该软件除了可以完成二分类变量和连续性变量的 Meta 分析外，还可以进行 Meta 回归分析、诊断性试验的 Meta 分析、累积 Meta 分析、敏感性分析、评估发表偏倚的 Begg's 检验和 Egger's 检验等。在使用相关命令前，用户需要从互联网下载并安装相应的 ADO 软件包。Stata 的可编程性使其便于用户增加新的功能来响应当前日益增长的研究需要，这也使得 Stata 软件成了升级最多、最频繁的一个统计软件。

Stata 的主操作界面见图 12-1，包括 5 个窗口：①命令输入窗口中可以输入所需执行的命令，再按回车键执行命令。如果命令正确则在结果输出窗口中显示出结果；反之则不显示结果而出现错误信息。②结果输出窗口中可以显示相关命令执行后的结果。③变量窗口显示当前数据集的变量，双击变量可使变量发送至命令窗口，也可进行变量删除等操作。④命令回顾窗口可以记录 Stata 所执行过的命令历史。⑤属性窗口可以设置变量各种属性，如更改变量名等。

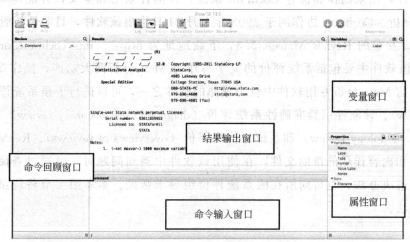

图 12-1　Stata 的主操作界面

3. SAS

SAS 为 Statistical Analysis System 的缩写，即统计分析系统，是当今国际上最著名的数据分析软件之一，被誉为国际上数据处理和统计分析领域的标准软件系统，由美国北卡罗纳州州立大学的 Jim Goodnight 及其同事于 1966 年开始研制，于 1976 年正式推出，目前最高版本为 9.3，可运行于 Windows 等操作系统，属收费软件且费用较昂贵。该软件可进行 Meta 分析，但软件操作繁琐，编写代码需要 C 语言的基础，使用者需花大量时间去学习复杂的 SAS 编程语言后才会操作，故 SAS 软件只适合统计专业人员使用。当然，非统计专业人员可以调用其他专业人士编写的宏命令来进行 Meta 分析。

SAS 软件功能强大，目前除了可以完成二分类变量和连续性变量的 Meta 分析外，还可以进行有序数据的 Meta 分析、剂量-反应关系 Meta 分析、评估发表偏倚的 Begg's 检验和 Egger's 检验等。

SAS 的主操作界面见图 12-2，包括五个窗口：程序编辑（Program editor）窗口、Log（显示提交程序的主要语句及执行情况等）窗口、浏览（Explorer）窗口、结果（Results）窗口、输出（Output）窗口。

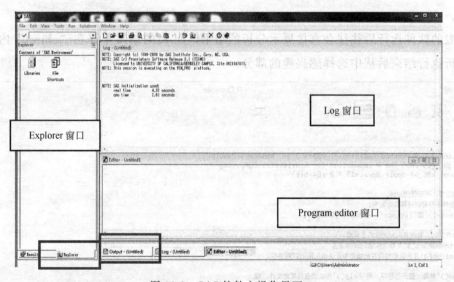

图 12-2　SAS 软件主操作界面

程序编辑窗口用于书写、编辑和提交程序，可打开一个或多个窗口同时进行。Log 窗口可以显示关于 SAS 对话和提交的 SAS 程序的信息，记录用户曾经提交执行的 SAS 语句及执行后的有关详细说明。当出现程序语法错误，或其他使用不当时，此窗口会显示并记录失误，指出语法错误的原因，或显示警告（WARNING）等信息。在 Output 窗口中，可以浏览提交的 SAS 程序的输出结果。在默认情况下，Output 窗口隐藏在 Editor 和 Log 窗口后面，一旦产生了输出或点击下面的 Output，Output 窗口将显示到前端。在 Explorer 窗口中，可以查看和管理 SAS 文件，包括创建新的数据库和 SAS 文件、打开任何 SAS 文件，完成移动、删除和复制文件等管理工作。在 Result 窗口中，可以操作和管理所提交的 SAS 程序的输出结果，查看、保存和打印输出。在默认情况下，Results 窗口隐藏在 Explorer 窗口的后面并且是空的，直到提交产生输出的 SAS 程序，它才会显示到前端。

4. R 软件

R 软件基于 R 语言，最早由新西兰奥克兰大学的 Ross Ihaka 和 Robert Gentleman 开发（因此称为 R），现由"R 开发核心团队"负责开发，是一款自由、免费、源代码开放的统计编程软件。R 软件具备完整的数据处理、计算和作图功能，可运行于 Unix、Linux、Windows 及 Macintosh 系统。该软件虽然免费，但功能非常强大，还可通过安装软件包（packages，可由用户撰写）来增强。R 软件中的 Meta 分析功能就是通过安装软件包（如Meta 包、Metafo 包、rmeta 包）来实现的。R 软件当前最新版本为 2015 年 8 月 14 日发布的 R-3.2.2，用户可从官方网站 https：//www.r-project.org/ 上获取最新的版本及相应的统计包。

图 12-3 为 R 软件的主操作界面。R 默认的命令提示符是"＞"，它表示正在等待输入命令。由于 R 是一种解释型语言而非编译语言，所以输入命令后就能立即运行，不必等待构成一个完整的程序数据。同时，R 的语法简单直观，即使对编程不太熟悉的人也可以很快上手使用。

一般的软件运行后往往会直接展示分析的结果，而 R 的结果都存在"object"内，用户可在分析执行结束后从中选择感兴趣的部分。

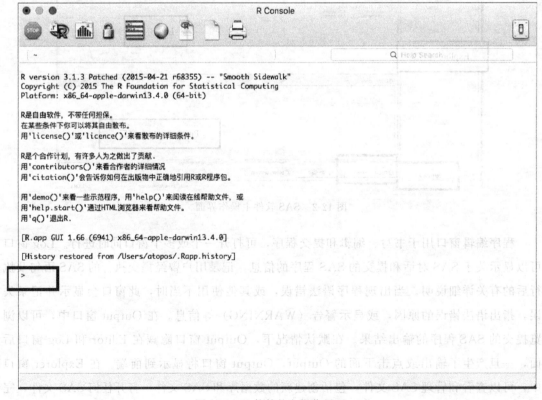

图 12-3　R 软件的主操作界面

5. Meta-DiSc

Meta-DiSc（MD）是一款免费的、专门用于诊断性试验 Meta 分析的软件。与 RevMan 相比，该软件更加专业，可用于多个诊断性或筛检试验评价的 Meta 分析。Meta-DiSc 界面友好、操作简单、易学易用、功能全面，并且不断更新，已被多种高影响因子期刊中的论文应用或引用，其下载链接为 http：//www. hrc. es/investigacion/metadisc _ en. htm，目前最新版本为 Meta-DiSc1.4，下载的文件名为 metadisc140. msi。如果安装新版本的 Meta-DiSc，必须先卸载以前安装的旧版本。

Meta-DiSc 的主操作界面见图 12-4，其最顶端是菜单栏，包括 Meta-DiSc 的常用功能，菜单栏下面是工具栏，提供了常用的操作工具图示按钮，工具栏下面是内容栏，可以输入和编辑数据。

Meta-DiSc 不仅可以合并灵敏度、特异度、拟合 sROC 曲线，还可以合并似然比、诊断比值比，并能进行异质性检验、亚组分析和 Meta 回归分析。该软件功能强大，值得循证医学工作者关注。

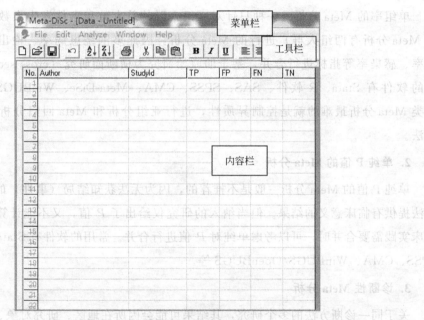

图 12-4 Meta-DiSc 的主操作界面

6. Comprehensive meta analysis

Comprehensive meta analysis（CMA）软件是由美国和英国的一些专家（Michael Borenstein、Larry Hedges、Julian Higgins 和 Hannah Rothstei 等）在 NIH（National institutes of health）的资助下联合开发的，目前最高版本为第 3 版，即 CMA V3。该软件是一款收费软件，但可免费下载体验版试用 10 天（http：//www. meta-analysis. com/pages/demo. php）。CMA 软件基于 Windows 系统，界面友好，能够输入中文，主要包括数据录入、数据分析和高分辨率图形三个版块。

CMA 是目前非编程软件中唯一可同时进行随机效应与固定效应模型、自动剔除单个研究进行敏感性分析的软件，除可以完成二分类及连续性变量的 Meta 分析外，还可进行 Meta 回归分析、累积 Meta 分析、单组率 Meta 分析，但不能进行诊断性试验的 Meta 分析；可以进行评估发表偏倚的 Begg's 检验和 Egger's 检验。

7. 其他软件

除以上软件外，还有其他的一些软件也可以用于 Meta 分析，如 WinBUGS/OpenBUGS、NCSS、Meta-analyst、SPSS、Matlab 等。其中，SPSS、Matlab 进行 Meta 分析时没有 Stata 和 R 软件友好，学习的难度较大，所以应用的群体较少。WinBUGS 和 OpenBUGS 适合进行贝叶斯 Meta 分析。

二、不同类型 Meta 分析的特点及其适用软件

1. 单组率的 Meta 分析

单组率的 Meta 分析是一种只针对一组人群的总人数和事件发生人数（不像其他类型的 Meta 分析有两组人群）进行的 Meta 分析，因此多围绕患病率、检出率、知晓率、病死率、感染率等指标进行合并，基于的原始研究为横断面研究（cross-sectional study）。常用的软件有 Stata、R 软件、SAS、SPSS、CMA、Meta-DiSc、WinBUGS/OpenBUGS 等。此类 Meta 分析最难的就是控制异质性，进行亚组分析和 Meta 回归分析是其重要的处理办法。

2. 单纯 P 值的 Meta 分析

单纯 P 值的 Meta 分析一般是不推荐的，因为无法获知结局（事件）的发生信息，也就无法提供有临床意义的结果。但当纳入的研究仅给出了 P 值，又不能计算出需要的数据且临床实践需要合并时，可以考虑单纯对 P 值进行合并。常用的软件有 Stata、R 软件、SAS、SPSS、CMA、WinBUGS/OpenBUGS 等。

3. 诊断性 Meta 分析

关于同一诊断方法的多个研究，其结果可能会因所在地区、研究对象、诊断方法及研究条件的差异而不同，加之新的诊断技术不断出现，因此在确定某诊断方法的应用价值或在多种诊断方法之间进行合理选择时，可借助 Meta 分析的方法加以判断。诊断性 Meta 分析是近年来才出现的一种新的 Meta 分析方法，常用的软件有 RevMan 5.0 以上版本、Stata、R 软件、SAS、SPSS、Meta-DiSc、Meta-analyst、WinBUGS/OpenBUGS 等。

4. Meta 回归

Meta 回归分析可评价各纳入研究间异质性的大小及其来源。一般认为，Meta 回归分析是亚组分析的一种扩大，即将效应量（如 RR、OR、MD 等）作为结果变量，将可能影响效应量的因素（协变量）作为解释变量，通过回归系数去描述结果变量如何随解释变量的变化

而改变，并判断两者有无线性关系。可实现 Meta 回归的软件有 Stata、R 语言、SAS、SPSS、CMA、Meta-DiSc、Meta-analyst、WinBUGS/OpenBUGS 等。

5. 累积 Meta 分析

在某次 Meta 分析之后，将此后新出现的原始研究不断纳入并重复进行 Meta 分析，称为累积 Meta 分析。该类型的 Meta 分析可以反映研究结果的动态变化趋势及新纳入研究对结果的影响，并有助于尽早发现有统计学意义的措施或关联。目前可进行累积 Meta 分析的软件有 Stata、R 语言、SAS、SPSS、CMA、Meta-analyst、WinBUGS/OpenBUGS 等。

6. 间接比较 Meta 分析

若想比较两种干预措施 A 与 B 的效果，但当前没有或很少有两者直接比较的原始研究，却有两者分别同干预措施 C 比较的原始研究，此时可以将 C 作为公共比较组，借助间接比较的方法获得 A 与 B 的相对效果，此种 Meta 分析称为间接比较 Meta 分析。目前可实现的软件有 WinBUGS/OpenBUGS、Stata、R 语言、SAS、SPSS 等。

7. 网状 Meta 分析

在临床实践中，若有一系列的药物可以治疗某种疾病，但 RCT 均是药物与安慰剂的对照，而药物相互之间进行比较的 RCT 没有或很少，此时可将间接比较和直接比较的证据进行合并，此为网状 Meta 分析（network meta-analysis）。目前可进行网状 Meta 分析的软件有 WinBUGS/OpenBUGS、Stata、R 语言、SAS 等。

近年来，随着方法学的不断发展及循证实践的实际需求，又出现了许多 Meta 分析的新类型，例如剂量-反应关系的 Meta 分析、不良反应的 Meta 分析，成本-效果/效用/效益的 Meta 分析，患者报告结局的 Meta 分析，全基因组关联研究的 Meta 分析，Meta 分析的汇总分析等。常用的 Meta 分析软件、特点和可实施的 Meta 分析类型见表 12-1。

表 12-1　常用的 Meta 分析软件、特点和可实施的 Meta 分析类型

软件名称	特点	Meta 分析类型
Stata	收费、编程	几乎所有的 Meta 分析
R 语言	免费、编程	几乎所有的 Meta 分析
SAS	收费、编程	几乎所有的 Meta 分析
SPSS	收费、编程	几乎所有的 Meta 分析
RevMan（Review Manager）	免费、非编程	二分类资料、连续型资料、诊断准确性试验、RR/OR/RD/log（RR/OR/RD）及其 CI/SE/Z 值/P 值，但不能完成间接比较及网状 Meta 分析
CMA（Comprehensive Meta-Analysis）	收费、非编程	除间接比较及网状 Meta 分析之外的所有传统 Meta 分析
Meta-DiSc	免费、非编程	诊断准确性研究、单组率及二分类数据的 Meta 分析
TSA（Trial Sequential Analysis）	免费、非编程	随机对照试验直接比较证据的 Meta 分析（二分类及连续型数据）
MIX（Meta-analysis with interactive explanations）	收费、非编程	除间接比较及网状 Meta 分析之外的所有传统 Meta 分析

软件名称	特点	Meta 分析类型
Meta-Analyst	免费、非编程	二分类资料、连续型资料、诊断性研究的 Meta 分析
ITC(Indirect treatment comparison)	免费、非编程	间接比较的 Meta 分析
ADDIS(Aggregate Data Drug Information System)	免费、非编程	二分类及连续型数据、间接比较及网状 Meta 分析
GeMTC(Generate Mixed Treatment Comparisons)	免费、非编程	二分类及连续型数据、间接比较及网状 Meta 分析
WinBUGS/OpenBUGS	免费、编程	几乎所有的 Meta 分析
JAGS(Just Another Gibbs Sampler)	免费、编程	几乎所有的 Meta 分析
Stan	免费、编程	几乎所有的 Meta 分析
StatsDirect	收费、非编程	除间接比较及网状 Meta 分析之外的所有传统 Meta 分析

第二节
RevMan 软件的使用

一、软件的下载与安装

Cochrane 协作网提供该免费软件的下载，链接地址为 http：//tech. cochrane. org/revman/ download，用户也可通过搜索引擎从其他网站上免费下载。本章以 Review Manager 5.3.5 版本为例，介绍该软件的基本使用方法。双击已下载的软件，就会出现一个对话框（图 12-5）。

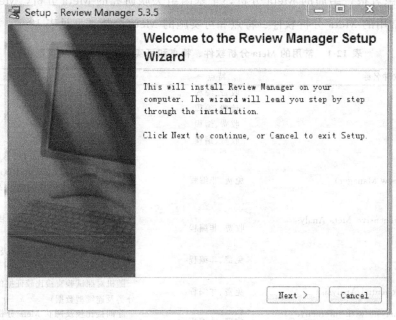

图 12-5　对话框 1

点击 Next，选择"I accept the agreement"，再点击 Next，选择保存路径，点击 3 次 Next，即可完成安装（图 12-6）。随后桌面上会出现一个快捷方式图标 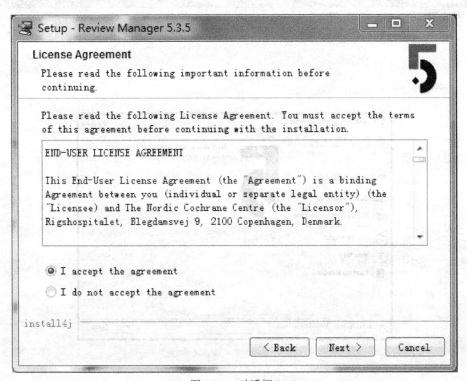 ，双击快捷方式图标，即打开该软件。

图 12-6　对话框 2

二、RevMan 软件的进入

　　首次进入 Review Manager5.3.5 时，会出现一个界面（图 12-7）。

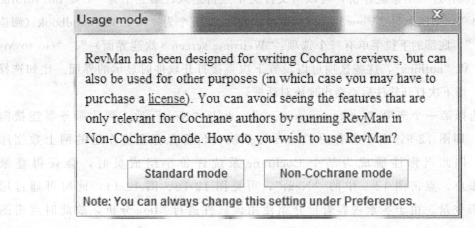

图 12-7　界面 1

该界面提示，RevMan 软件是用来撰写 Cochrane 系统评价的，但也可以作其他目的。一般情况下点击"Standard mode"，进入下一个界面（图 12-8）。

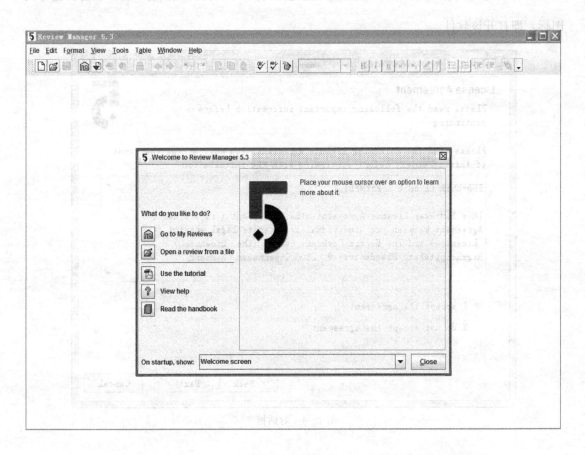

图 12-8　界面 2

此时出现的 5 个选项，第一个为"Go to my reviews"，即进入你存储在 Cochrane 图书馆中的系统评价；第二个为"Open a review from a file（从文件中打开一个系统评价）"，如果你曾经保存过一个系统评价，可以从文件夹中点击进入；第三个为"Use the tutorial（使用教程）"；第四个为"View help（浏览帮助）"；第五个为"Read the handbook（阅读使用手册）"。底部的下拉菜单有三个选项："Welcome screen（欢迎界面）"、"Go to My Reviews"，和"nothing"，这些选项可以设置下次直接打开软件时显示的界面。比如选择"nothing"，即下次打开软件后不会出现该对话框。

如果选择第一个选项"Go to my reviews"，点击"Next"后，到达服务器连接向导的界面，即图 12-9。由于所有的 Cochrane 系统评价都保存在协作组的网上数据库 Archie 中，因此当你注册成为某个 Cochrane 系统评价小组成员时，会获得登录 Archie 的账户。点击图 12-9 中的"Next"，可见图 12-10、图 12-11，此时可通过用户名和密码登录。由于本章内容着重介绍使用该软件进行 Meta 分析，故此时点击图 12-8 中的"Close"。

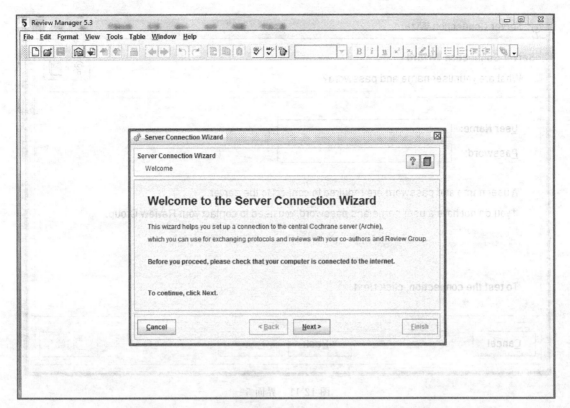

图 12-9　界面 3

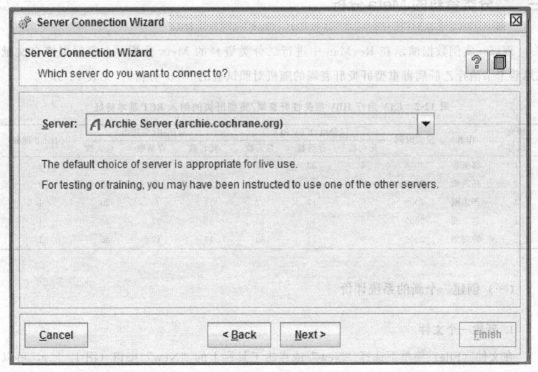

图 12-10　界面 4

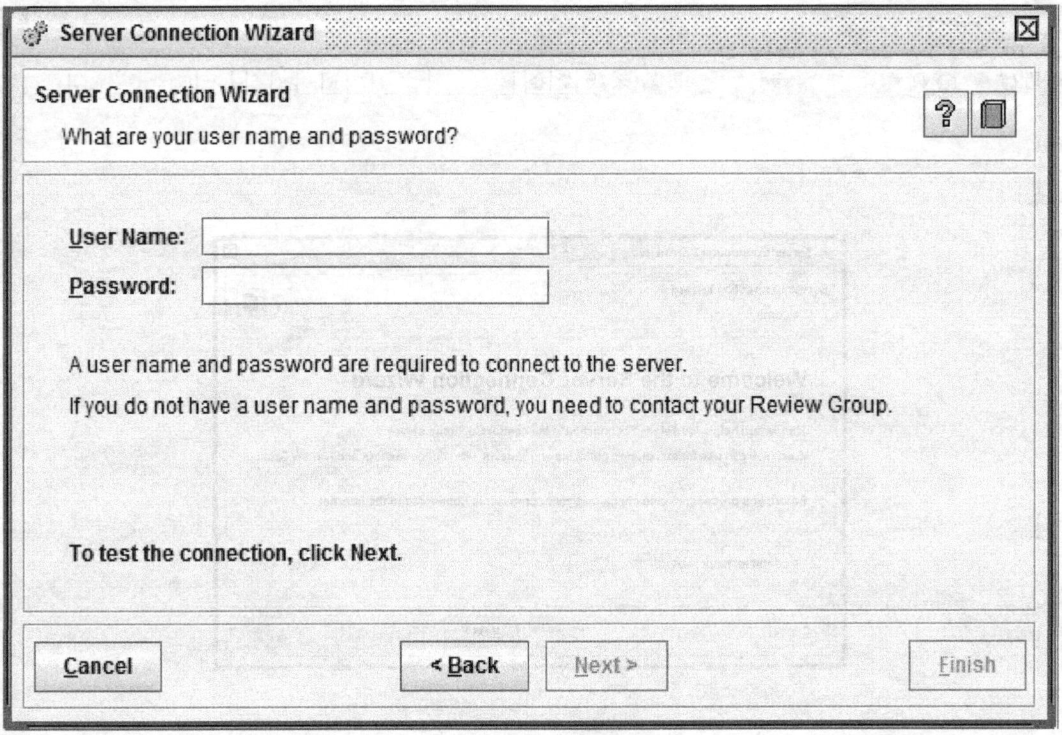

图 12-11　界面 5

三、二分类资料的 Meta 分析

现以一实例数据演示在 RevMan 中进行二分类资料的 Meta 分析。主要数据摘自文献《恩替卡韦治疗乙肝病毒重型肝炎肝衰竭的随机对照试验的 Meta 分析》，见表 12-2。

表 12-2　ETV 治疗 HBV 相关性肝衰竭/重型肝炎的纳入 RCT 基本特征

研究编号	作者	发表时间	试验组(ETV 组)			对照组(常规组)			Jadad 评分
			死亡数	存活数	总人数	死亡数	存活数	总人数	
1	郭玉香	2008	4	33	37	13	32	45	1
2	杨洪敏	2008	15	40	55	29	26	55	2
3	严志刚	2008	5	17	22	14	6	20	1
4	赵　蕊	2009	2	38	40	13	27	40	1
5	钟旬华	2009	9	21	30	17	13	30	1

（一）创建一个新的系统评价

1. 新建一个文件

在文件（File）菜单下选择"New"或点击工具栏上的"New"按钮（图 12-12），可以在 RevMan 中创建一个新的系统评价（需注意的是，没有在 Cochrane 协作网注册而创建的系统评价，不能上传到 Archie 或者发表在 Cochrane 图书馆中）。此时弹出"New Review Wizard"对话框，见图 12-13。点击"Next"。

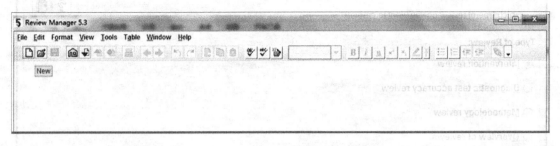

图 12-12　界面 6

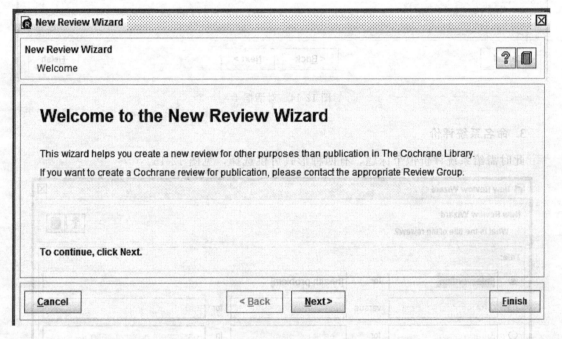

图 12-13　对话框 3

2. 选择系统评价的类型

点击"Next"后，出现图 12-14 的对话框，即选择你想要创建的系统评价类型。在"Type of Review"中有五种类型的系统评价。

Intervention review：干预系统评价。

Diagnostic test accuracy review：诊断性试验准确性系统评价。

Methodology review：方法学评价。

Overview of reviews：系统评价再评价。

Flexible review：弹性系统评价。

本例为针对 RCT 的系统评价，故选择"Intervention review"，并点击"Next"。

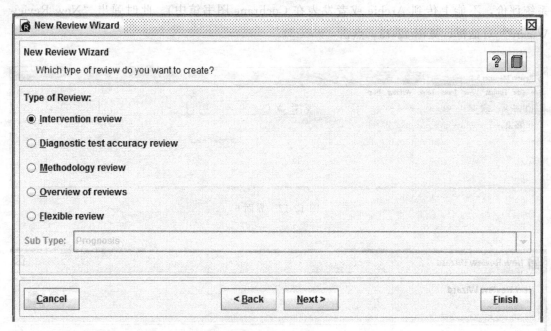

图 12-14　对话框 4

3. 命名系统评价

此时需给系统评价拟个标题，有四种形式可供选择，见图 12-15。

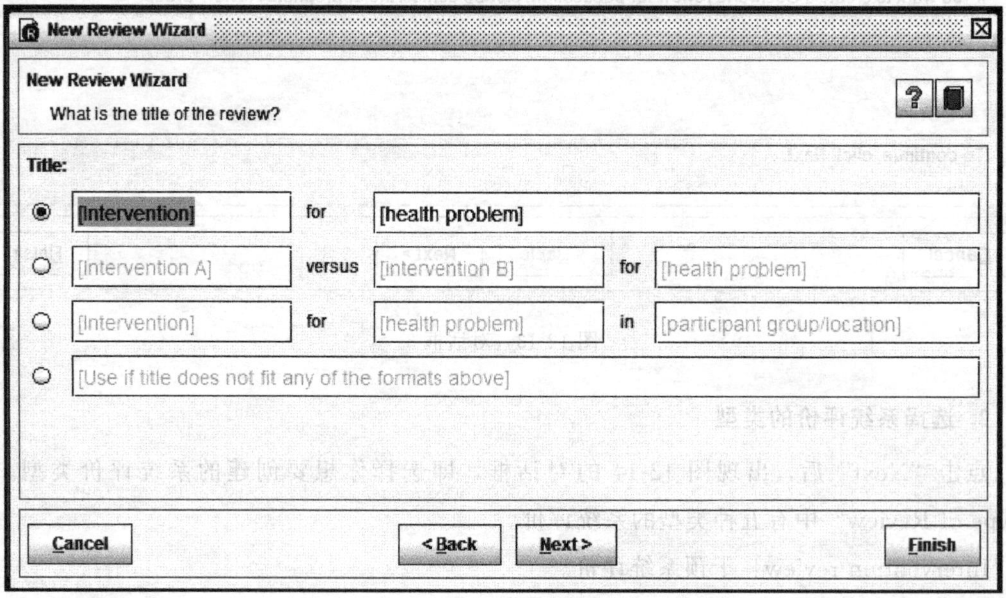

图 12-15　对话框 5

[Intervention] for [health problem]：某个干预措施对某个健康问题的影响。

[Intervention A] versus [intervention B] for [health problem]：比较 A 干预措施和 B 干预措施对某个健康问题的影响。

[Intervention] for [health problem] in [participant group/location]：某个干预措施对

某个地区或某个人群的某个健康问题的影响。

[Use if title does not fit any of the formals above]：上述格式不合适，自定义标题。

在本例中，选择第二种形式，输入标题后，见图 12-16，点击"Next"。

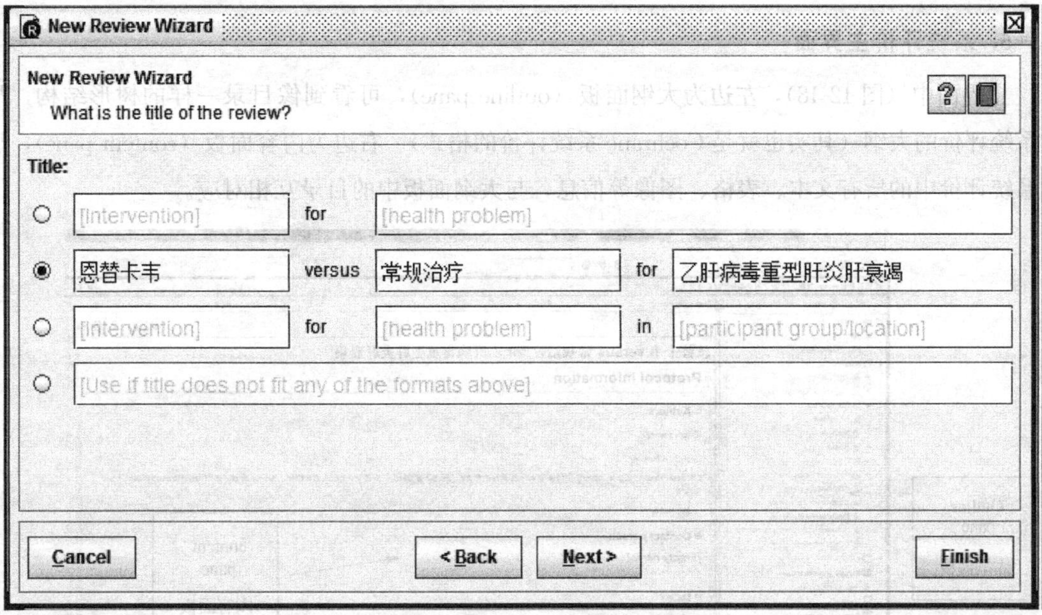

图 12-16　对话框 6

4. 选择系统评价的阶段

点击"Next"后，进入"stage"对话框，选择系统评价的阶段，见图 12-17。

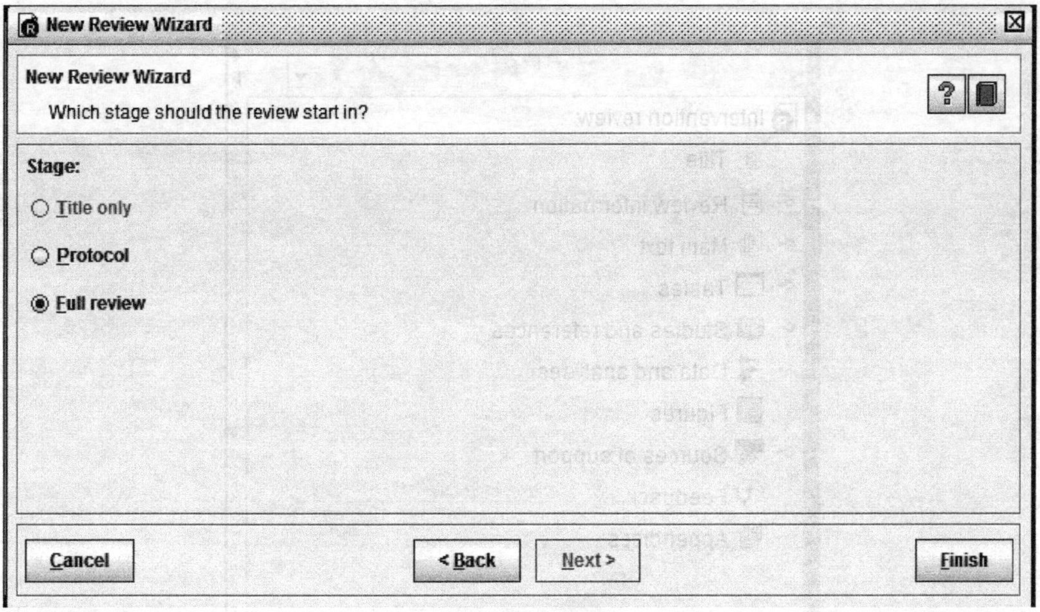

图 12-17　对话框 7

Title only：只有标题，该阶段不可选。

Protocol：方案阶段（默认选项）。

Full review：全文阶段（本案例勾选）。

选择后，点击 finish，此对话框关闭，进入刚刚建立的新系统评价的主界面。

5. 系统评价主界面

主界面中（图 12-18），左边为大纲面板（outline pane），可看到像目录一样的树形结构，显示系统评价的大纲（其实也就是 Cochrane 系统评价的格式）。右边为内容面板（content pane），显示系统评价中的所有文本、表格、图像等信息，与大纲面板中的目录互相对应。

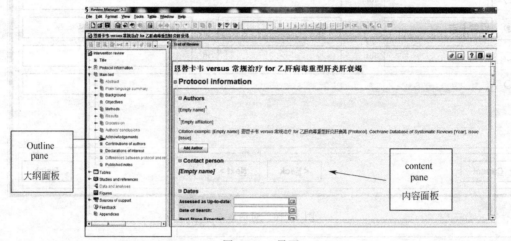

图 12-18　界面 7

系统评价由 6 部分构成（图 12-19），点击标题旁边的 钥匙状图标后，可以展开成为 ，出现很多子目录。6 个部分分别如下。

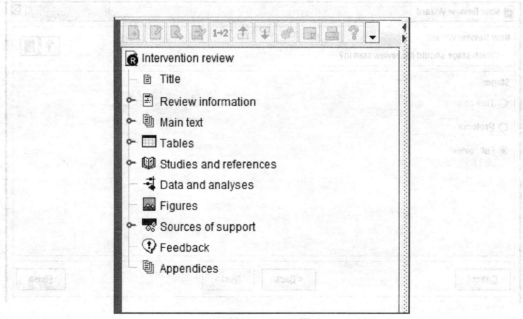

图 12-19　界面 8

① Title：标题。

② Review information：包括作者、联系人、时间、更新等基本信息。

③ Main text：系统评价的正文，包括系统评价的结构框架和格式要求。

④ Tables：是 RevMan 中数据处理的核心部分，也是本文重点介绍的内容之一。

⑤ Studies and references：纳入 Meta 分析中的研究（包括数据）和其他的参考文献。

⑥ Sources of support：资金来源、读者反馈以及附录等。

（二）添加纳入的研究

1. 加入新的研究

在左边的大纲面板中，点击"Tables"旁边的钥匙状图标，展开 3 个子目录，分别为"Characteristics of studies"、"Summary of finding tables"和"Addition tables"，点击"Characteristics of studies"旁的图标，展开 4 个子标题，分别为"Characteristics of included studies"、"Characteristics of excluded studies"、"Characteristics of studies awaiting classification"、"Characteristics of ongoing studies"。

右键单击"Characteristics of included studies"，点击第一项"Add Study"或者右边内容面板中"Characteristics of included studies"标题下面的"Add Study"按钮（图 12-20），出现"New Study Wizard"窗口。在"Study ID"中输入纳入研究的名称，通常由"第一作者姓名＋发表年份"构成。如"GuoYuxiang 2008"（图 12-21）。这一步很关键，因为纳入研究以后才能在"Data and analyses"中录入数据。

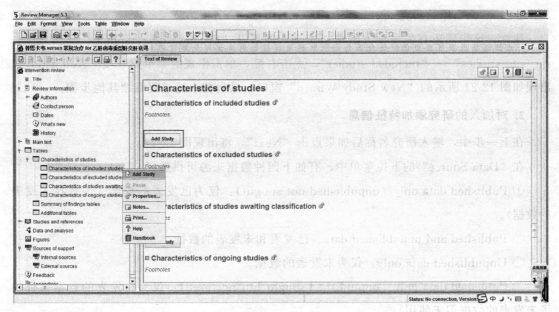

图 12-20　界面 9

输入研究名称后，如果只是单纯利用 RevMan 软件进行 Meta 分析，那么点击"Finish"

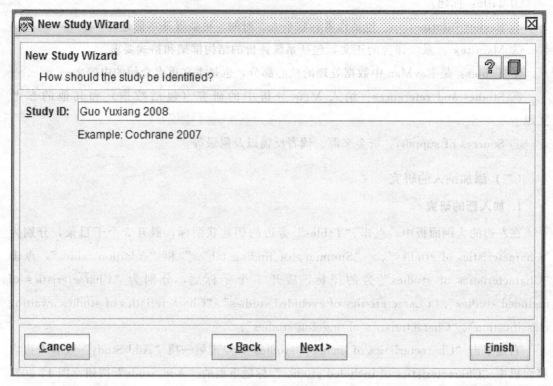

图 12-21　对话框 8

即可完成该研究的添加（如需添加该研究的详细特征信息，可点击"Next"）。重复刚才的过程，陆续添加"Yang Hongmin 2008"、"Yan Zhigang 2008"、"Zhao Rui 2009"、"ZhongXunhua 2009"四个原始研究。

注意，该步骤还有另一种方法可以实现，即展开"Studies and references" — "References to studies" — "Included studies"，点击右键，单击出现的菜单第一项"Add Study"，出现如图 12-21 所示的"New Study Wizard"窗口，然后按上述过程继续其他步骤。

2. 对加入的研究添加特征信息

在上一步中，输入研究名称后如果点击"Next"，将出现图 12-22。

在"Data Source"的下拉菜单中，有如下四种数据来源可供选择。

① Published data only（unpublished not sought）：仅为已发表的数据（未查找未发表的数据）。

② Published and unpublished data：已发表和未发表的数据。

③ Unpublished data only：仅为未发表的数据。

④ Published data only（unpublished sought but not used）：仅为已发表的数据（查找了未发表的数据但未使用）。

选择后，点击"Next"，继续添加研究的其他特征信息，或者点击"Finish"完成添加。如果点击了"Next"，在"year"一栏中填入研究的发表时间，如本例中的"2008"。

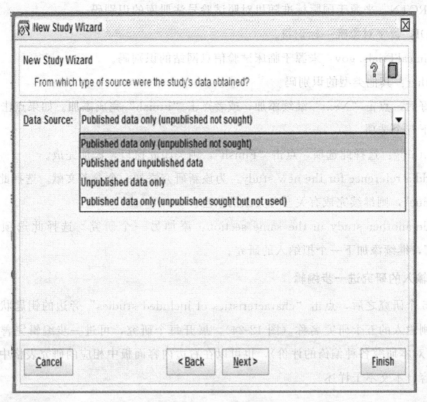

图 12-22 　对话框 9

在输入发表时间后如果继续点击 Next，将出现图 12-23。点击 "Add Identifier"，可增加研究的识别码，共有以下四种选择。

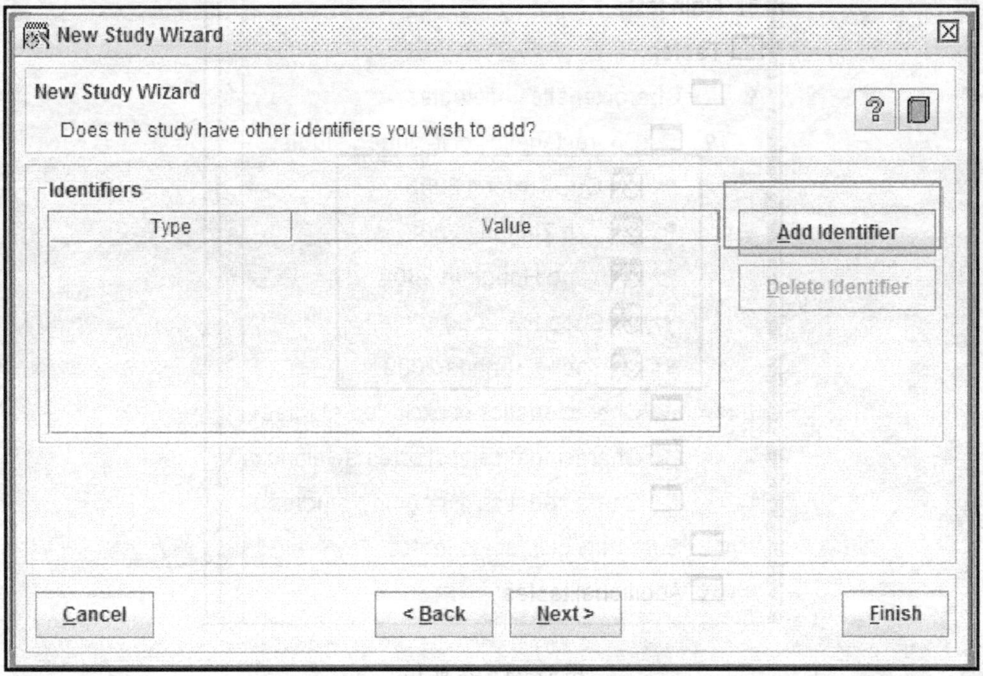

图 12-23 　对话框 10

① ISRCTN：来源于国际标准随机对照试验号注册库的识别码。

② DOI：数字对象唯一标识符。

③ ClinicalTrials. gov：来源于临床试验信息网站的识别码。

④ Other：其他类型的识别码。

选择好后，点击"Next"继续添加，或者点击"Finish"完成添加。如果点击"Next"，则出现以下三个选项。

① Nothing：选择此选项，点击"Finish"，则关闭此窗口，添加完成。

② Add a reference for the new study：为该新研究添加一个参考文献。选择此选项，点击"continue"，则继续完成有关参考文献的信息。

③ Add another study in the same section：添加另一个研究。选择此选项后，点击"continue"，继续添加下一个拟纳入的研究。

3. 对输入的研究进一步编辑

输完 5 个研究之后，点击"characteristics of included studies"旁边的钥匙状图标，可以看到刚刚输入的五个研究名称（图 12-24）。展开每个研究，可进一步编辑完善相关信息（例如作者对本研究各种偏倚的评价），也可以在右边内容面板中相应的研究表格中填写研究的详细内容。本文不予详述。

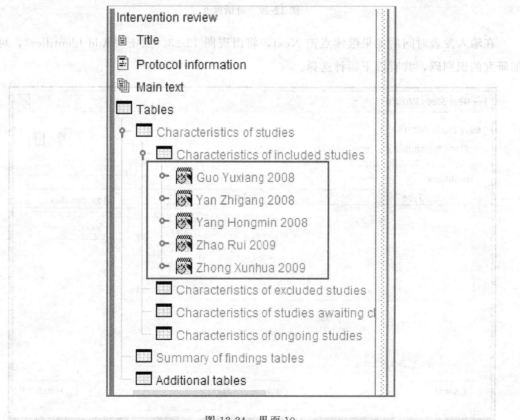

图 12-24　界面 10

（三）添加比较组

1. 添加新的比较组并命名

在本例中，作者的目的是比较恩替卡韦和常规治疗法对乙肝病毒重型肝炎肝衰竭的疗效，结局是"死亡"。

在图 12-25 中，右键单击"Data and analyses"，在弹出菜单中选择"Add Comparison"，或者在右边内容面板中点击"Data and analyses"标题下的"Add Comparison"按钮，弹出"New Comparison Wizard"向导窗口，见图 12-26。在"Name"一栏中填入"恩替卡韦 VS 常规治疗"，点击"Finish"完成，或者点击"Next"补充信息。

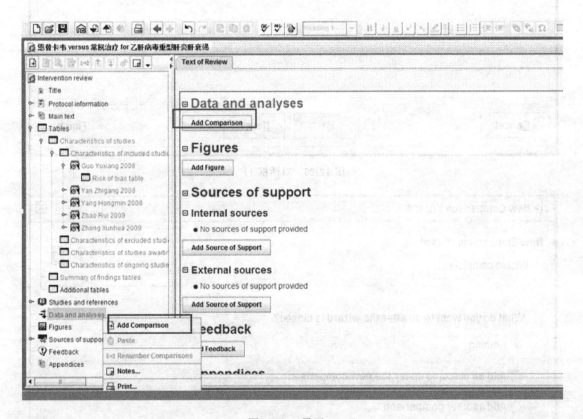

图 12-25　界面 11

2. 进一步完善比较组信息

上一步如果点击"Next"，会出现以下三个选项（图 12-27）。

① Noting：此为默认选项，点击"Finish"即关闭该窗口。

② Add an outcome under the new comparison：添加一个结局指标。选择此选项后，点击"Next"继续。

③ Add another comparison：添加另一个比较组。选择此选项后，点击"Next"继续。由于本例数据只有一个比较组，不需继续添加。

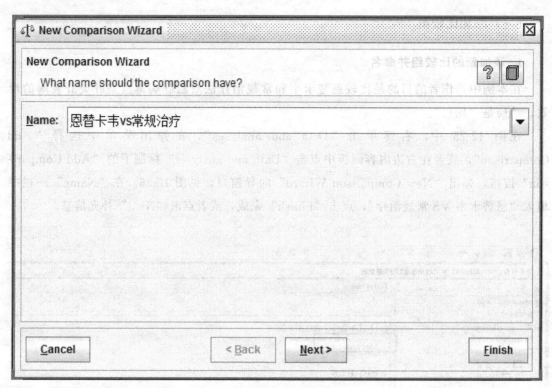

图 12-26　对话框 11

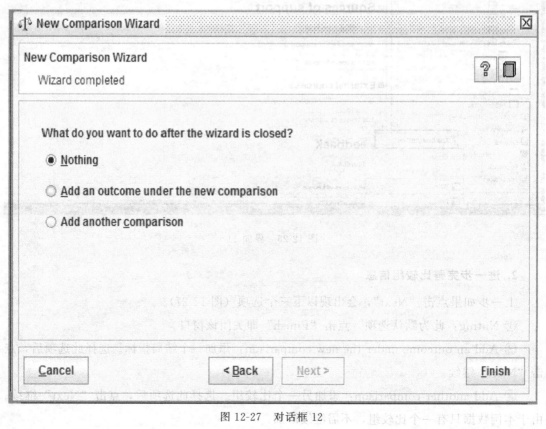

图 12-27　对话框 12

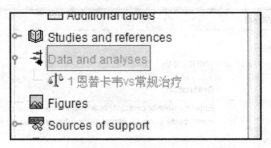

图 12-28　界面 12

此时，图 12-28 中的"Data and analyses"可展开，出现刚才添加的比较组"恩替卡韦 VS 常规治疗"，文字左边有个天平图标。

（四）添加结局指标

1. 添加一个新的结局

添加一个新的结局，除了可选择图 12-27 中的第二个选项外，也可以在比较组名称"恩替卡韦 vs 常规治疗"上单击右键，在出现的菜单中选择第一项"Add Outcome"，或者在图 12-29 的内容面板中单击"Add Outcome"按钮。随后，将出现一个对话框"New Outcome Wizard（新结局向导）"，见图 12-30。

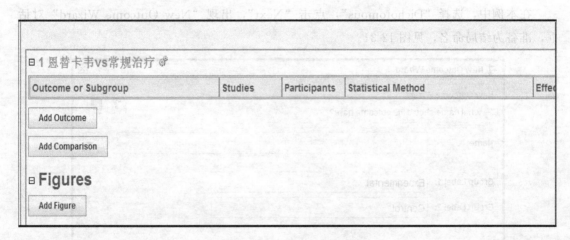

图 12-29　界面 13

2. 选择数据类型

如图 12-30，在"Data Type"中可选择结局指标的数据类型，共有以下五种。

① Dichotomous：二分类变量。

② Continuous：连续性变量。

③ O-E and Variance：期望方差法。

④ Generic Inverse Variance：一般倒方差法。

⑤ Other Data：其他数据类型。

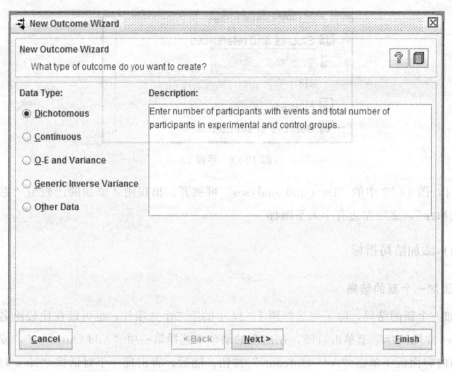

图 12-30 对话框 13

在本例中，选择"Dichotomous"，点击"Next"，出现"New Outcome Wizard"对话框，准备为结局命名，见图 12-31。

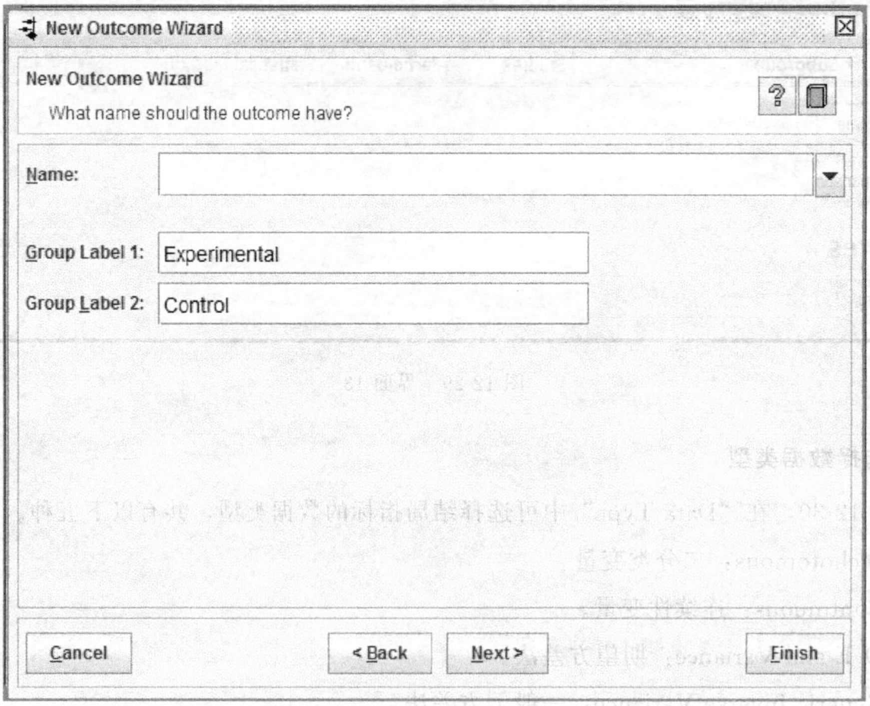

图 12-31 对话框 14

3. 命名结局

在图 12-31 的 "Name" 框中，将结局命名为 "病死率"，"Group Label 1" 中默认的 "Experimental" 改为恩替卡韦，"Group Label 2" 中默认的 "Control" 改为常规治疗，见图 12-32。

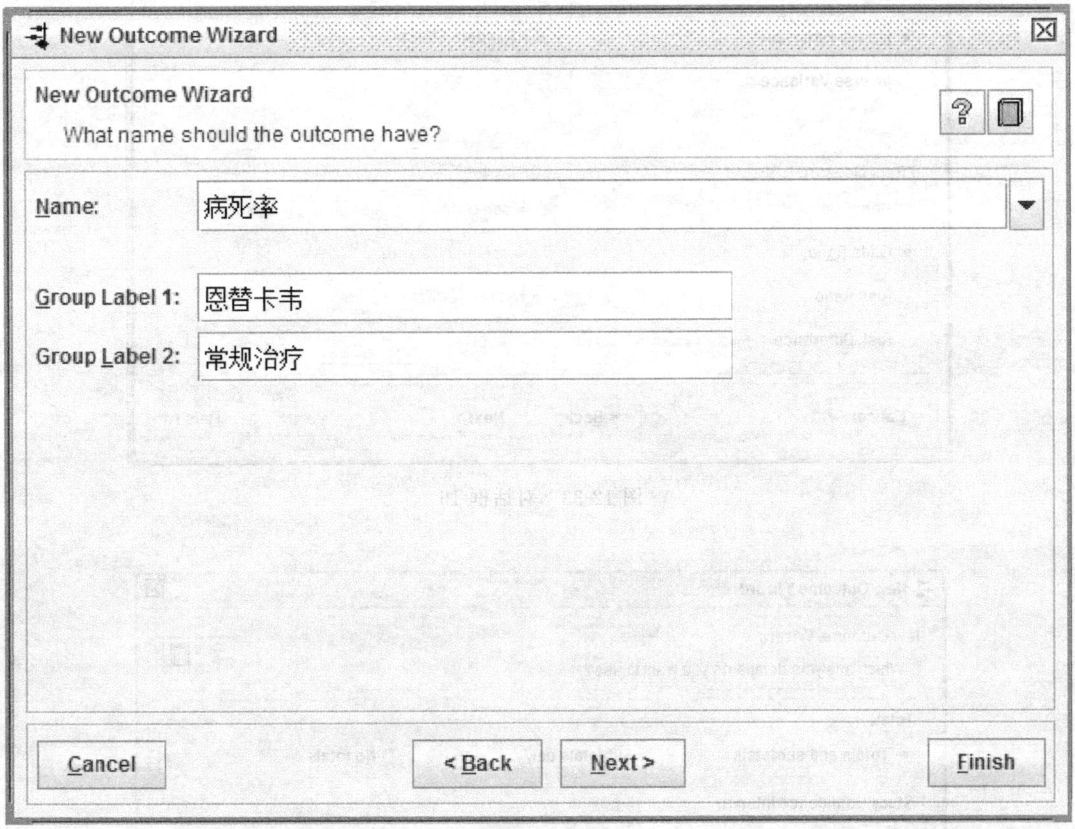

图 12-32　对话框 15

4. 设置统计学方法和效应测量指标

点击 "Next" 后，可见图 12-33。此处可以选择 "Statistical Method"（统计学方法）、"Analysis Model"（分析模型）和 "Effect Measure"（效应测量指标）。

5. 设置数据分析细节

继续点击 "Next"，见图 12-34，此处可以选择合并效应值的形式、各纳入研究的可信区间和总合并效应值的可信区间。

6. 设置图表细节

继续点击 "Next"，见图 12-35，可以在 "Graph Label" 中给图表的标签命名；在 "Sort By" 中改变纳入研究的排序；在 "Scale" 中调整数据显示范围。将本例两组用中文命名后，见图 12-36。

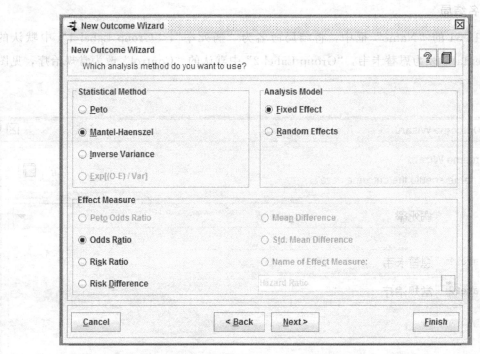

图 12-33　对话框 16

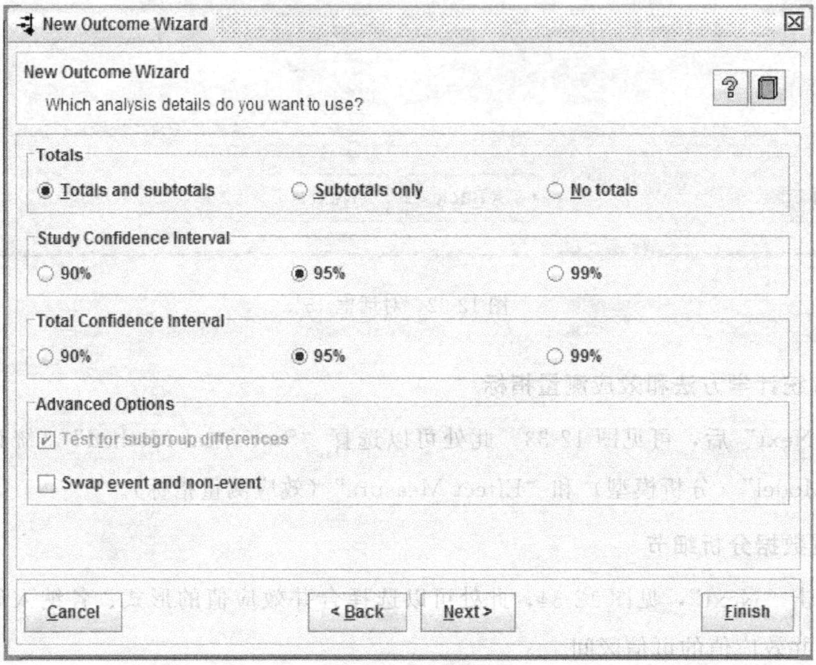

图 12-34　对话框 17

命名结束后，点击"Finish"，完成该结局指标的添加，或点击"Next"完善结局指标信息，见图 12-37。对话框中有 5 个选项：第一项为"Nothing"，点击"Finish"后即关闭对话框；第二项为"Edit the new outcome"，此为默认选项，点击"Finish"后即进一步编辑这个新的结局；第三项为"Add a subgroup for the new outcome"，点击"Finish"后即添加关于这个结局的亚组；第四项为"Add study data for the new outcome"，点击"Finish"后即为这个结局添加研究数据；第五项为"Add another outcome for the same comparison"，点击"Finish"后即在同一个比较组中添加另一个新的结局。

选择"Nothing"，点击"Finish"关闭该对话框。

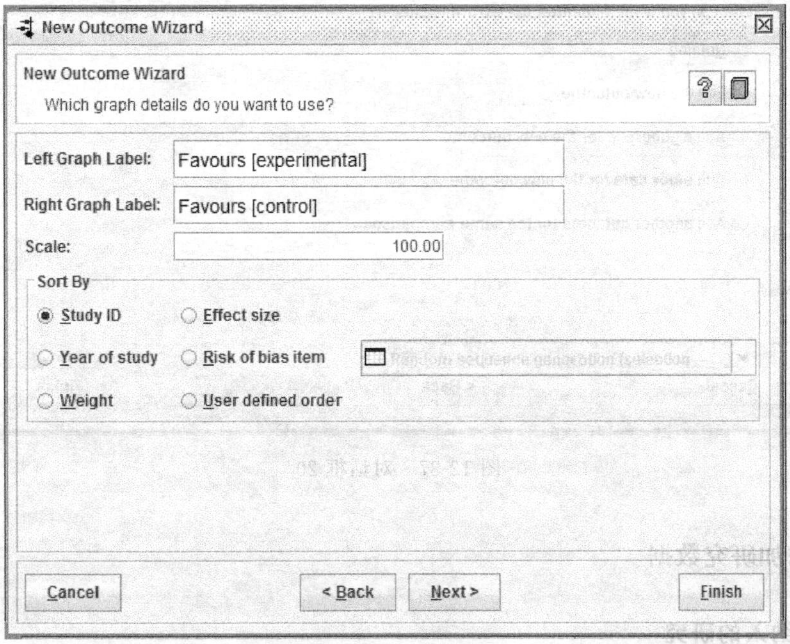

图 12-35　对话框 18

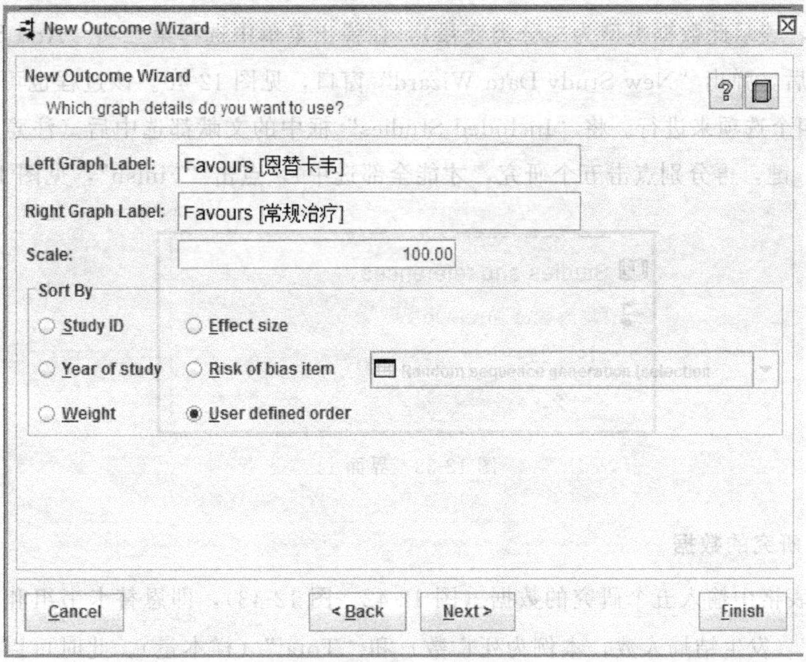

图 12-36　对话框 19

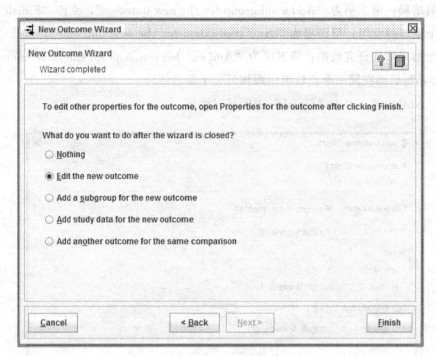

图 12-37　对话框 20

（五）添加研究数据

1. 添加纳入的研究

在图 12-38 中，右键单击结局指标"病死率"（此时可见"病死率"左侧有一个红＋和蓝－的图标，表示此数据类型为二分类变量），在弹出菜单中选择第二项"Add Study Data"（图 12-39）后，弹出"New Study Data Wizard"窗口，见图 12-40。该过程也可通过选择图 12-37 中第四个选项来进行。将"Included Studies"框中的文献都选中后（注意，此时需先按下"Ctrl"键，再分别点击五个研究，才能全部选中），点击"Finish"，见图 12-41。

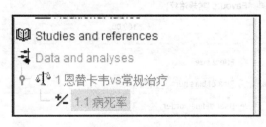

图 12-38　界面 14

2. 输入研究的数据

在左边表格中输入五个研究的数据（图 12-42、图 12-43），即恩替卡韦组和常规治疗组的"Events"（发生结局人数，本例为死亡数）和"Total"（样本量）。此时可以发现，右边已经即时显示出森林图。

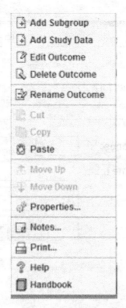

图 12-39　界面 15

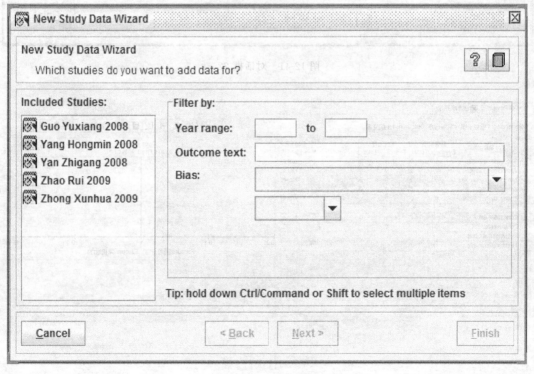

图 12-40　对话框 21

（六）选择效应测量指标和分析模型

在进行 Meta 分析前，需要选择效应测量指标和分析模型。该过程既可在前述的图 12-33 中实现，也可在填入数据后的界面（图 12-43）中进行设置。

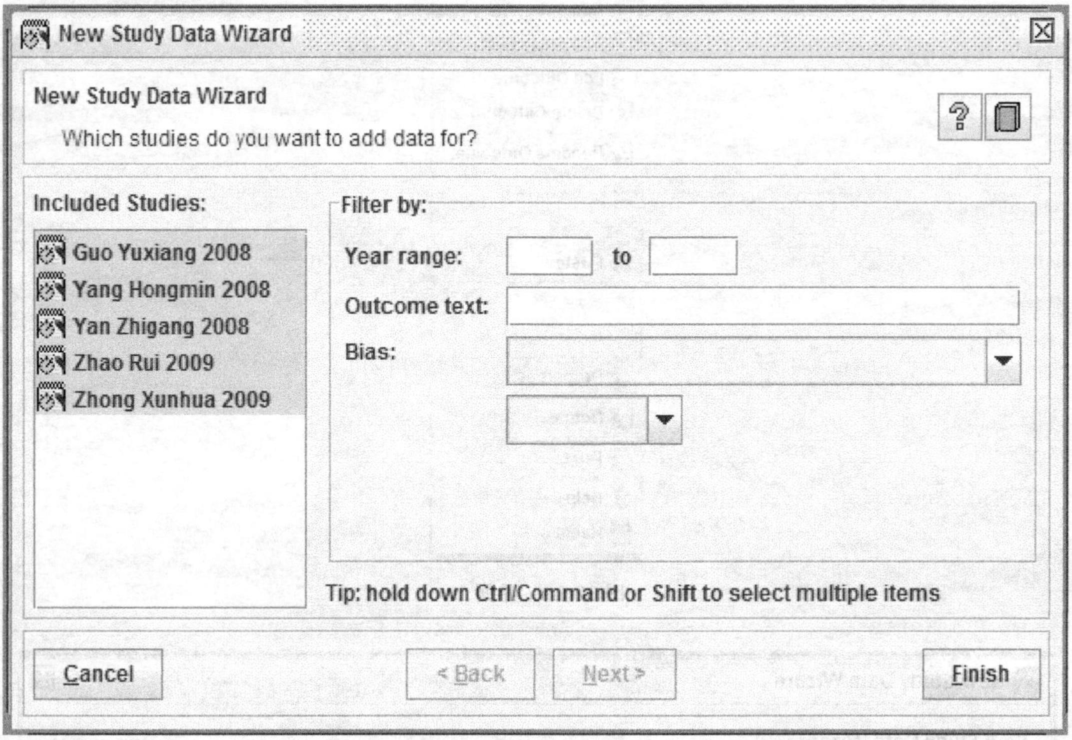

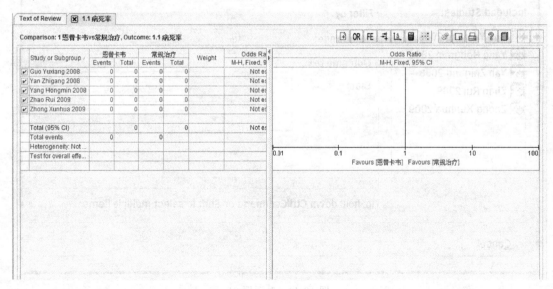

图 12-41　对话框 22

Study or Subgroup	恩普卡韦		常规治疗		Weight	Odds Ra
	Events	Total	Events	Total		M-H, Fixed, 9
☑ Guo Yuxiang 2008	0	0	0	0		Not es
☑ Yan Zhigang 2008	0	0	0	0		Not es
☑ Yang Hongmin 2008	0	0	0	0		Not es
☑ Zhao Rui 2009	0	0	0	0		Not es
☑ Zhong Xunhua 2009	0	0	0	0		Not es
Total (95% CI)		0		0		Not es
Total events	0		0			
Heterogeneity: Not ...						
Test for overall effe...						

图 12-42　界面 16

1. 选择效应测量指标

　　点击表格右上方的 OR ，可以进行 OR、RR、RD 的任意切换。本例选择 OR 为效应测量指标。

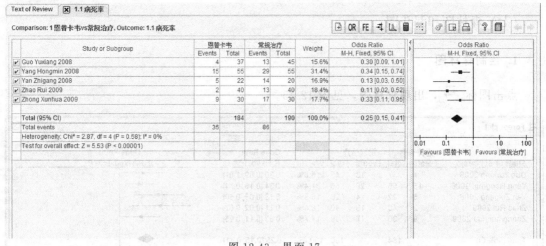

图 12-43　界面 17

2. 选择分析模型

点击表格右上方的 **FE**，可以进行 FE（固定效应模型）和 RE（随机效应模型）的任意切换。本例异质性检验结果显示，$P = 0.58$，$I^2 = 0\%$，提示无异质性，故选择固定效应模型。

3. 设置更多细节

点击表格右上方的 ⚙，见图 12-44，可以更改或调整更多信息，例如结局名称、数据类型、分析方法、模型类型、效应测量指标、图形等。

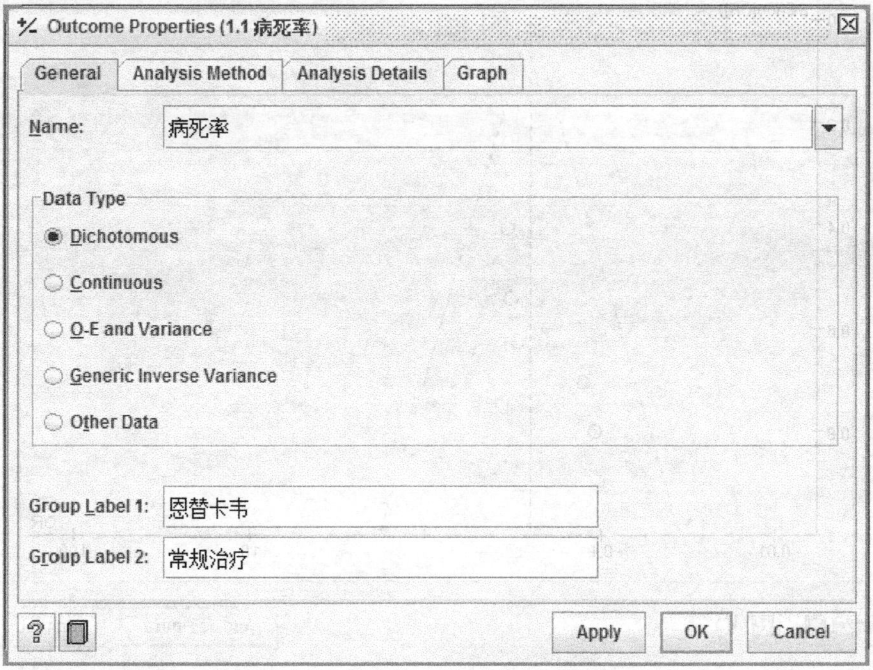

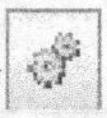

图 12-44　界面 18

（七）森林图和漏斗图

1. 绘制森林图

点击图标 ![图标]，出现森林图，见图 12-45。

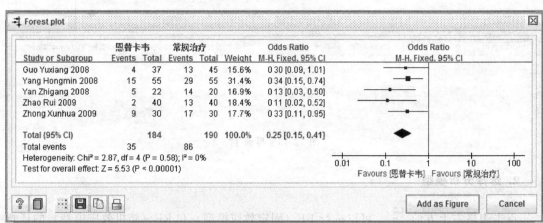

图 12-45　界面 19

2. 绘制漏斗图

点击图标 ![图标]，出现漏斗图，见图 12-46。

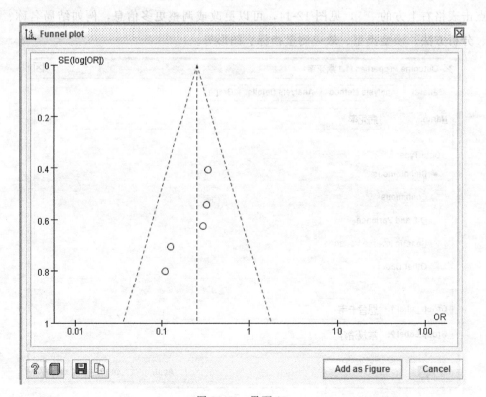

图 12-46　界面 20

四、连续性资料的 Meta 分析

现以一实例数据演示在 RevMan 中进行连续型变量的 Meta 分析，主要数据摘自《重组人生长激素治疗特发性身材矮小症疗效的系统评价》，见表 12-3。

表 12-3　rhGH 组与对照组治疗后身高标准差积分（SDS）差值的比较

作者	发表时间	试验组（rhGH 组）			对照组		
		平均数	标准差	总人数	平均数	标准差	总人数
Leschek	2004	0.93	0.16	22	0.42	0.07	11
Van Gool	2010	0.8	0.62	16	0.6	0.54	12
Coutant	2001	0.9	0.57	32	0.66	0.89	51
Zadik	1992	1.8	0.75	11	0.4	0.86	17
Wit	1995	1.1	0.8	12	0.6	0.63	27
Buchlis	1998	1.4	0.68	36	0.8	0.93	58
Van Gool	2007	0.4	0.9	17	0.2	0.6	15
Rekers a	1999	1.15	0.86	8	0.86	0.75	27
Rekers b	1999	0.89	0.8	18	0.52	0.73	31

（一）创建新的系统评价

1. 新建一个文件

此步骤与二分类资料的处理过程一致，在工具栏中点击"New"或者在文件（"File"）菜单下选择"New"，出现"New Review Wizard"向导窗口，见图 12-47，点击"Next"后，选择系统评价类型，此次仍然选择干预系统评价（"Intervention review"），见图 12-48。

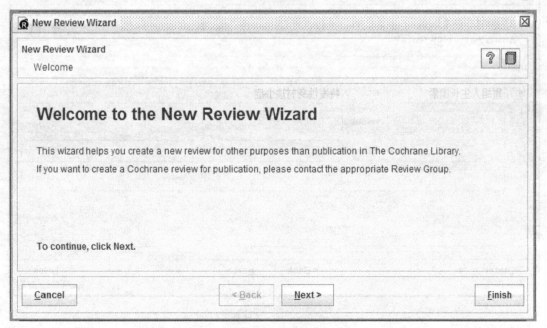

图 12-47　对话框 23

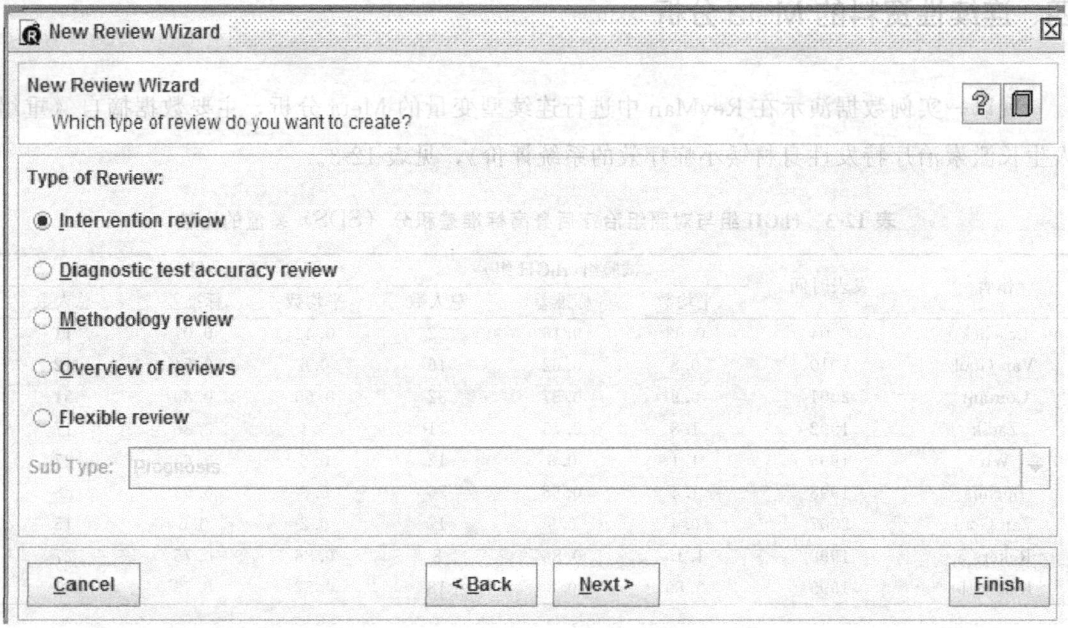

图 12-48　对话框 24

2. 命名系统评价

给该系统评价拟个标题，如图 12-49，此次选择第一种形式的标题。

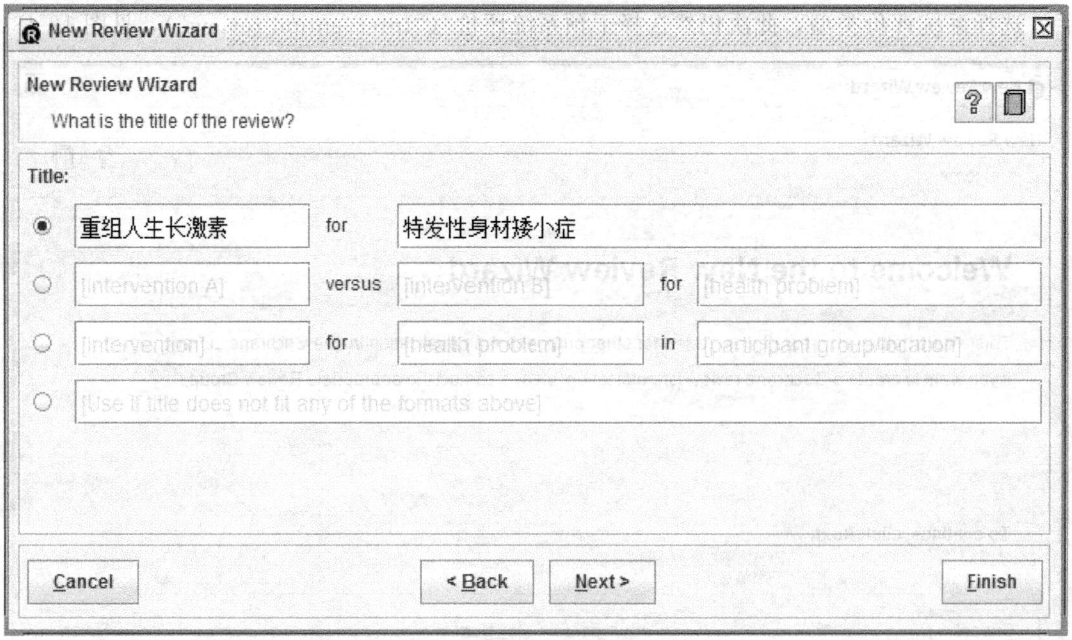

图 12-49　对话框 25

（二）添加纳入的研究

1. 加入新的研究

此步骤也与二分类资料的过程相同，在左边的大纲面板中，点击"Tables"旁边的钥匙状图标，展开 3 个子目录，分别为"Characteristics of studies"、"Summary of finding tables"和"Addition tables"，点击"Characteristics of studies"旁的图标，展开 4 个子标题"Characteristics of included studies"、"Characteristics of excluded studies"、"Characteristics of studies awaiting classification"和"Characteristics of ongoing studies"。

右键单击"Characteristics of included studies"，在弹出的菜单中选择第一项"Add Study"，弹出"New Study Wizard"窗口，在"Study ID"中填入"Leschek 2004"（图 12-50），点击"Finish"完成添加。

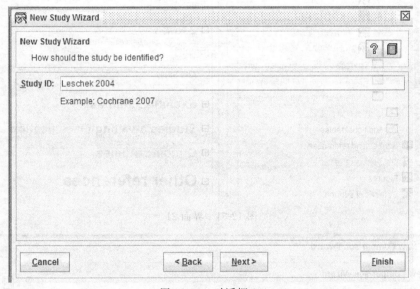

图 12-50　对话框 26

重复此步骤，分别添加其余 8 项研究："Van Gool 2010"、"Coutant 2001"、"Zadik 1992"、"Wit 1995"、"Buchlis 1998"、"Van Gool 2007"、"Rekers a 1999"、"Rekers b 1999"，见图 12-51。

2. 对加入的研究添加特征信息

此处与二分类变量过程相同，不再赘述。

3. 对输入的研究进一步编辑

此处与二分类变量过程相同，不再赘述。

（三）添加比较组

在左边的大纲面板中，右键点击"Data and analyses"，在弹出的菜单中选择"Add Comparison"，出现一个向导窗口（图 12-52），为比较组取名为"重组人生长激素 VS 对照组"，意思是两个干预措施分别为重组人生长激素和常规治疗。点击"Finish"完成添加。

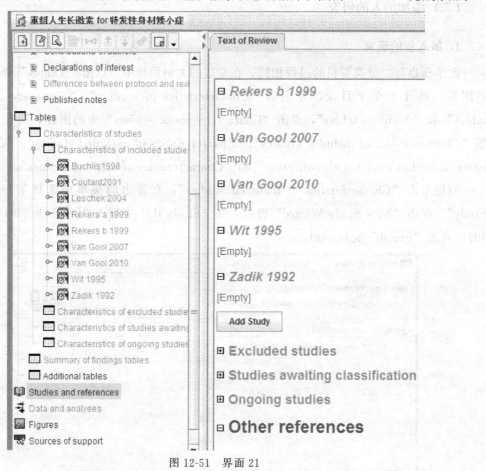

图 12-51　界面 21

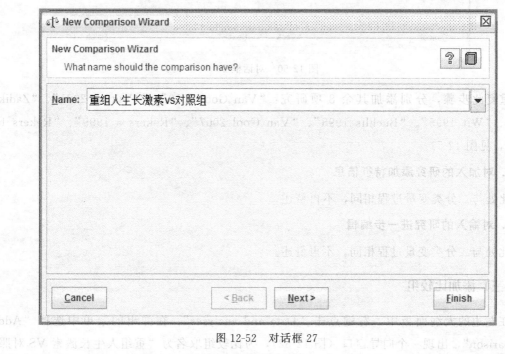

图 12-52　对话框 27

（四）添加结局指标

1. 添加一个新的结局

在左边的大纲面板中，右键单击上一步添加的比较组"重组人生长激素 vs 对照组"（图 12-53），在弹出的菜单中选择"Add Outcome"，弹出向导窗口（图 12-54）。

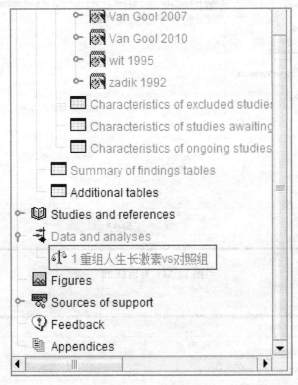

图 12-53　界面 22

2. 选择数据类型

在"Data Type"中选择第二项"Continuous"，即连续性变量。

3. 命名结局

点击"Next"，弹出的窗口见图 12-55，在"Name"框内输入"身高标准差积分差值"，"Group Label 1"和"Group Label 2"分别输入"重组人生长激素"和"对照组"。继续点击 Next 直至出现图 12-56，将"Left Graph Label"框内的"experimental"和"Right Graph Label"框内的"control"分别改为"重组人生长激素"和"对照组"（图 12-57），点击"Finish"，结局添加完毕。

（五）添加研究数据

此时可看到左边的大纲面板中（图 12-58），新添加的结局"身高标准差积分差值"左边有一个温度计图标![温度计图标]，表示此数据类型为连续性资料。

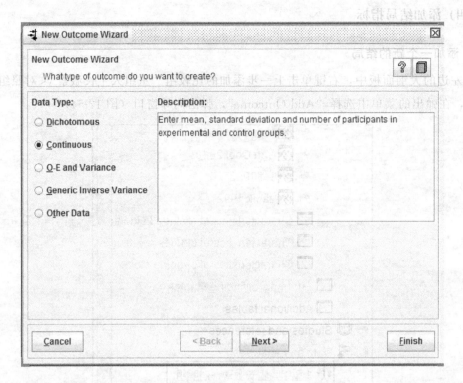

图 12-54　对话框 28

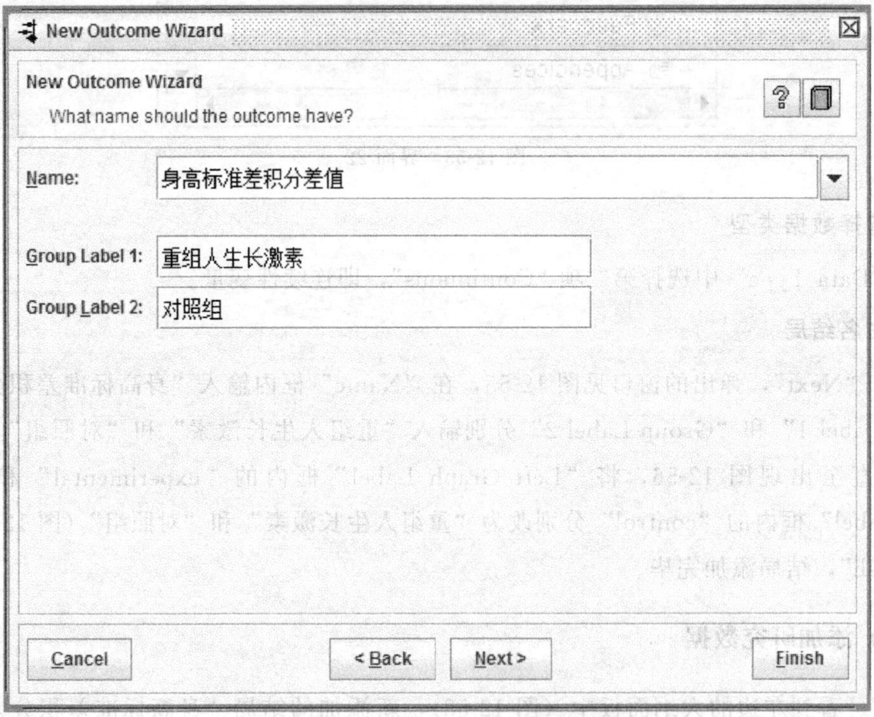

图 12-55　对话框 29

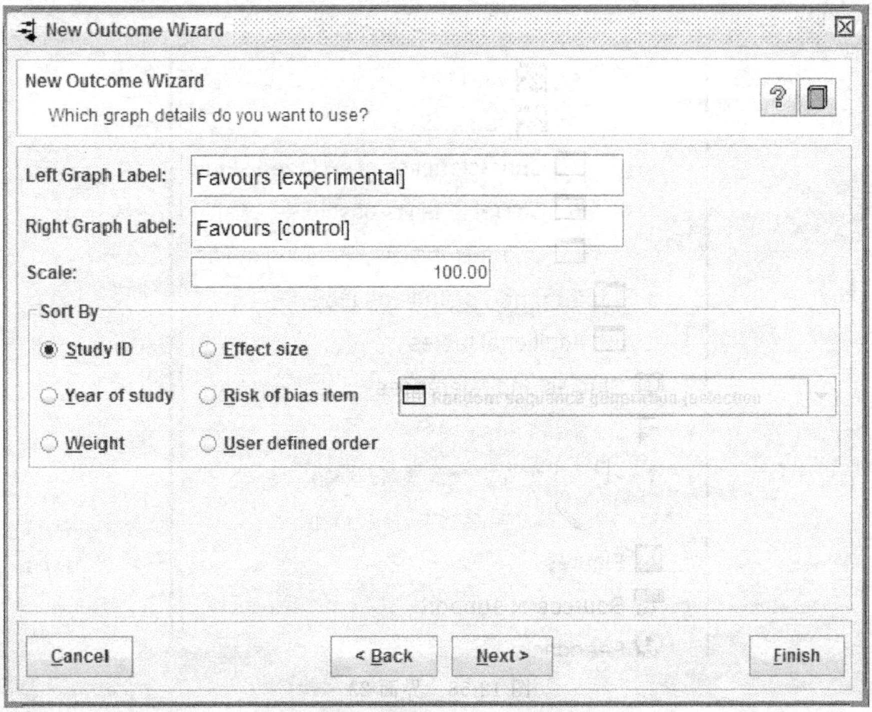

图 12-56　对话框 30

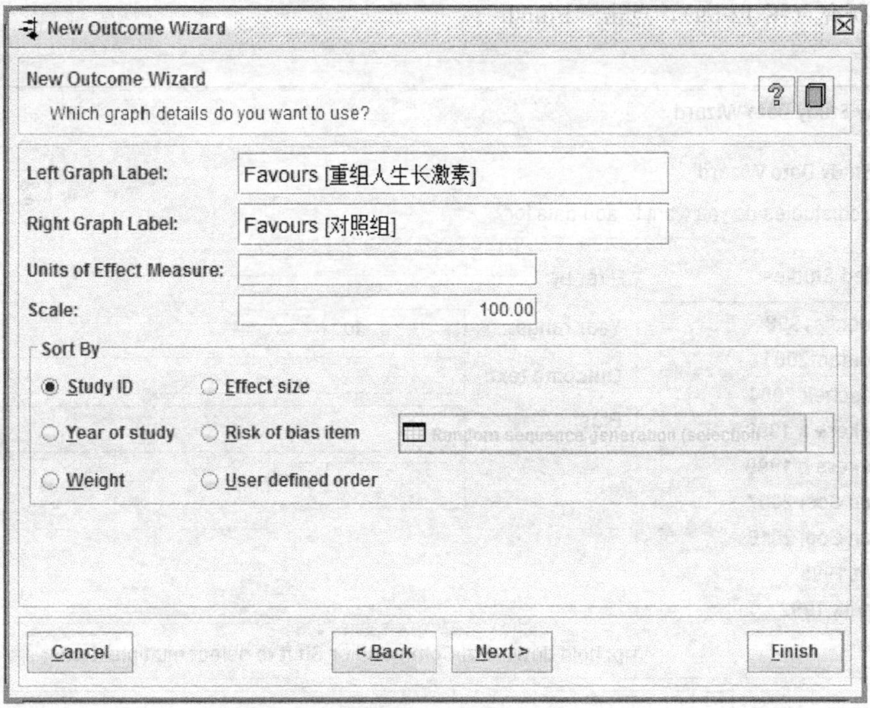

图 12-57　对话框 31

1. 添加纳入的研究

在添加的结局"身高标准差积分差值"上单击右键，弹出的菜单中点击第二项"Add

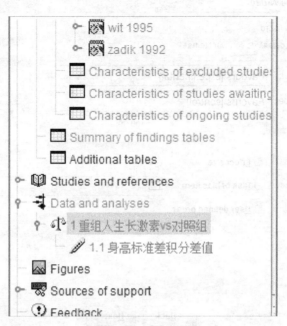

图 12-58　界面 23

Study Data"，进入 "New Study Data Wizard" 向导。在 "Included Studies " 框中，全选此前添加的研究（图 12-59），点击 "Finish"。

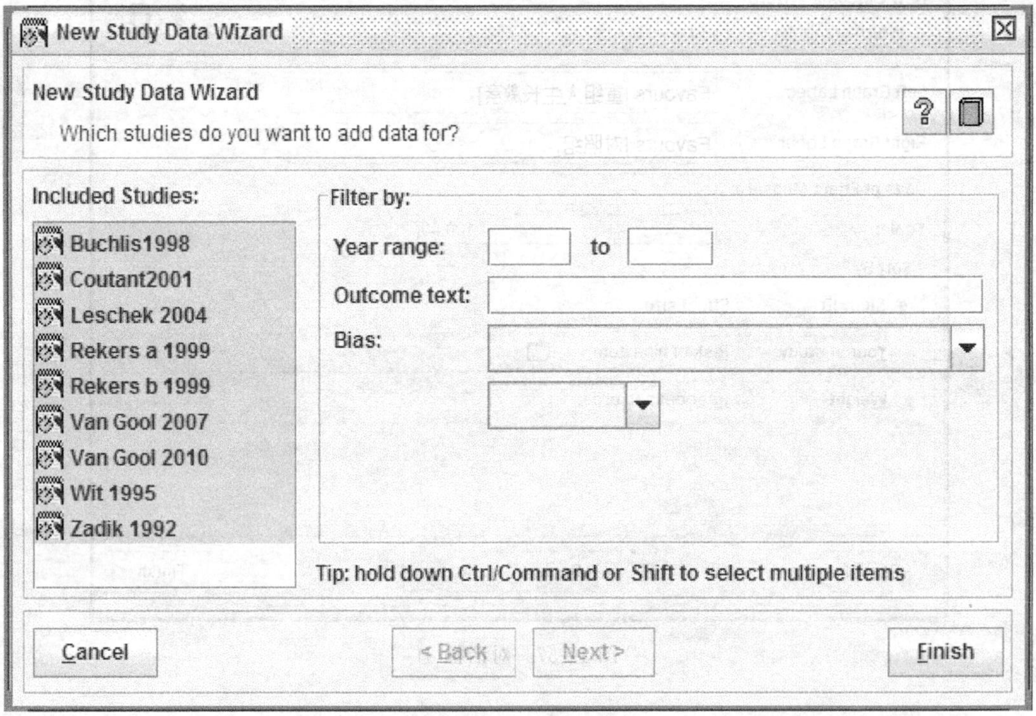

图 12-59　对话框 32

2. 输入研究的数据

在出现的图 12-60 中，分别添加各研究的数据，如图 12-61。其中，"Mean"表示均数，"SD"表示标准差，"Total"表示样本量。添加完毕后，界面右侧将出现 Meta 分析的森林图。

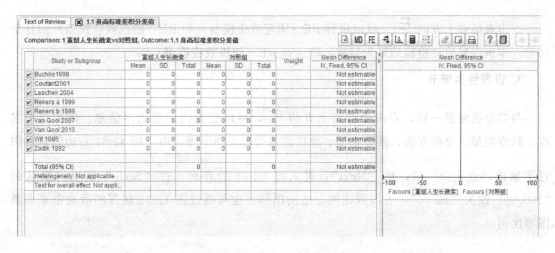

图 12-60　界面 24

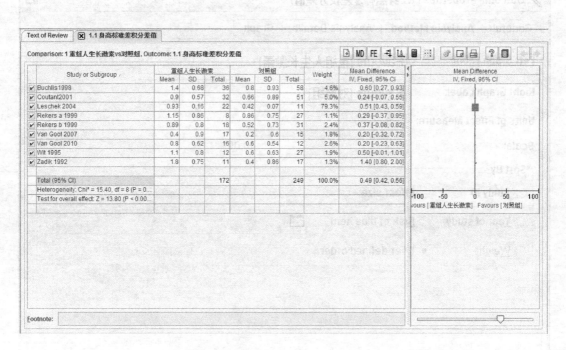

图 12-61　界面 25

（六）选择效应测量指标和分析模型

如前述二分类变量的例子，通过同样的步骤选择效应测量指标和分析模型。

1. 选择效应测量指标

点击表格右上方的 MD ，可以进行 MD、SMD 的任意切换。本例选择 MD（均差）作为效应测量指标。

2. 选择分析模型

点击表格右上方的 FE ，可以进行 FE（固定效应模型）和 RE（随机效应模型）的任意切换。本例因异质性检验结果为异质，故选择 RE（随机效应模型）。

3. 设置更多细节

与二分类变量一样，点击表格右上方的 ，可以更改或调整更多信息。例如结局名称、数据类型、分析方法、模型类型、效应测量指标、图形等。由于图 12-61 右边的森林图过于紧凑，点击 后，选 "Next"，进入图 12-62 的界面，在 "Scale" 框中将默认的 "100.00" 改为 "10.00"，可得到比例合适的图形。也可通过图 12-63 底部的滑动条来调整图形比例。

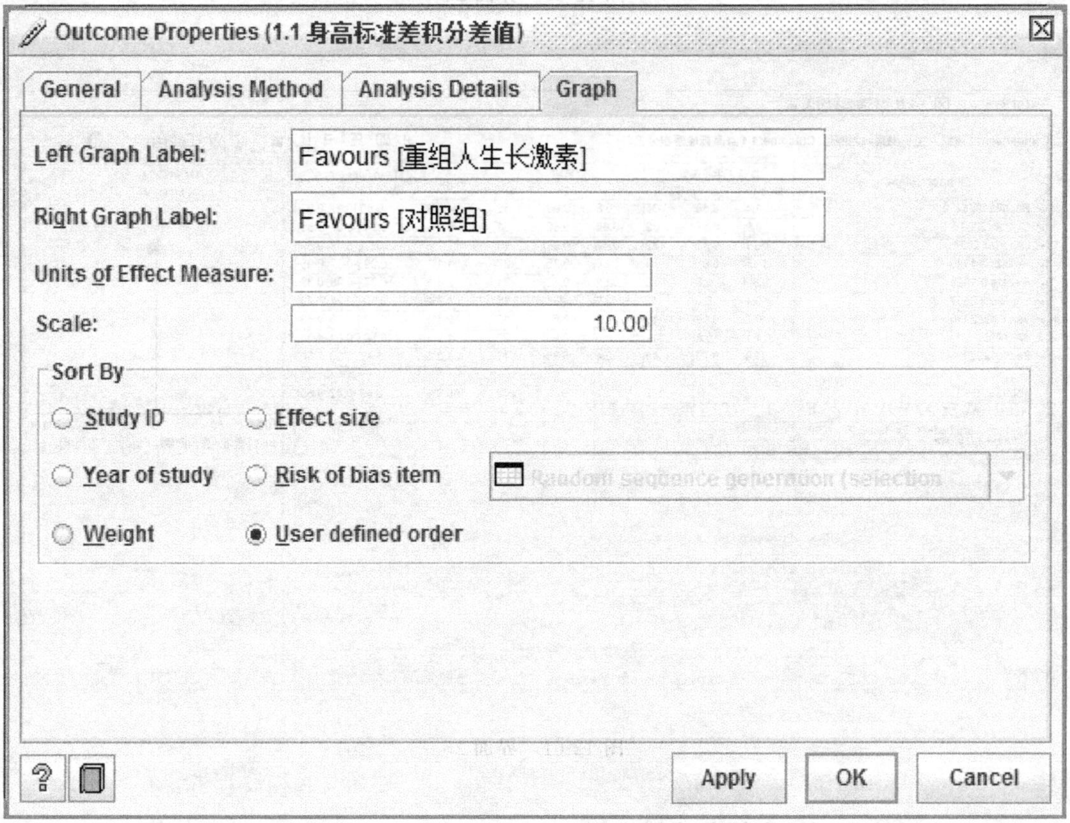

图 12-62　界面 26

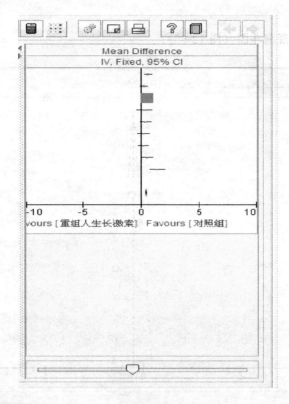

图 12-63　界面 27

（七）森林图和漏斗图

1. 绘制森林图

点击图标 ，出现森林图（图 12-64）。

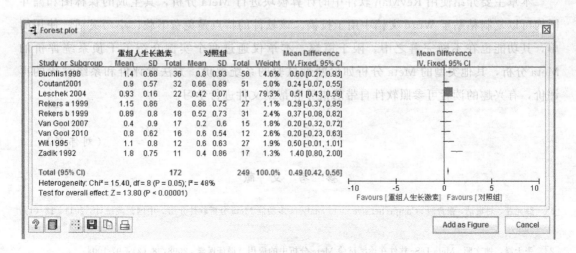

图 12-64　界面 28

2. 绘制漏斗图

点击图标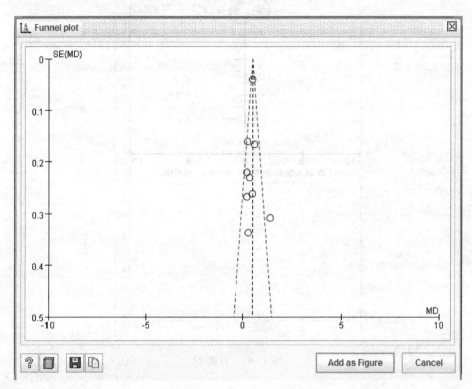，出现漏斗图（图 12-65）。

图 12-65　界面 29

在工作结束后，可以通过菜单栏中的保存按钮或点击"File"选择"Save"将创建的系统评价文件保存在电脑中，获得的 Meta 分析结果如森林图、漏斗图也可以保存以便随时查看。

本章主要介绍使用 RevMan 软件中的计算模块进行 Meta 分析，其生成的森林图和漏斗图均可以复制粘贴至 Word 文档中用于投稿。该软件的特点是免费下载、小巧灵活、使用简单，其功能也在不断完善之中。限于篇幅，本章仅通过两个实例介绍了干预系统评价的 Meta 分析，其他类型的 Meta 分析如诊断性试验的系统评价、方法学评价和系统评价的再评价，有兴趣的读者可参照软件自带的指导和帮助文件进行学习。

（刘伟新）

参 考 文 献

［1］ 薛允莲，刘贵浩，张晋昕 . Comprehensive meta analysis-多功能 Meta 分析软件介绍 . 中国医院统计，2011，18（1）：78-81.

［2］ 张天嵩，钟文昭 . Meta-DiSc 软件在诊断试验 Meta 分析中的应用 . 循证医学 . 2008，8（2）：97-100.

［3］ 何俐 . Cochrane 系统评价软件 RevMan 简介 . 中国循证医学杂志，2001（03）：168-169.

［4］ 徐世侠，汤先华，陈海青．Meta 分析及 RevMan 软件介绍．中华医学图书情报杂志，2009，18（3）：61-63.

［5］ 曾宪涛，Joey S W Kwong，田国祥，等．Meta 分析系列之二：Meta 分析的软件．中国循证心血管医学杂志，2012（2）：89-91.

［6］ 曾宪涛，田国祥，张超，等．Meta 分析系列之十五：Meta 分析的进展与思考．中国循证心血管医学杂志，2013（6）：561-563.

［7］ 曾宪涛，冷卫东，郭毅，等．Meta 分析系列之一：Meta 分析的类型．中国循证心血管医学杂志，2012，04（1）：3-5.

［8］ 卢向鹏，罗光汉，陈茂伟，等．恩替卡韦治疗乙肝病毒重型肝炎肝衰竭的随机对照试验的 Meta 分析．武警医学，2011，22（9）：779-781.

［9］ 高岚，徐婧，杨凡，等．重组人生长激素治疗特发性身材矮小症疗效的系统评价．中国循证医学杂志，2012，12（12）：1516-1521.

［10］ 罗杰，冷卫东．系统评价/Meta 分析理论与实践．北京：军事医学科学出版社，2013.

［11］ 郑明华．Meta 分析软件应用与实例解析．北京：人民卫生出版社．2013.

［12］ Nicola O，Ruifeng L，Alicja W，et al. Meta-analysis for linear and nonlinear dose-response relations：examples，an evaluation of approximations，and software. Am J Epidemiol，2012，175（1）：66-73.

英文索引

中文索引

方剂 142

分界点 102，110

分子生物学 143

风险比 124

复发率 20，62

副作用 15

G

概率 17

干扰 94

干预 20，25，90

干预系统评价 149，161

固定效应模型 82

归因危险度 62

国际拯救脓毒症运动 108

H

横断面研究 18

化学发光酶联免疫分析法 108

患者 25

灰色文献 30

回顾性队列研究 117

回顾性研究 18

回归系数 76

J

积差相关系数 77

极差 66

几何均数 66

计量资料 64

计数资料 65

加权均数差 82

价值观 58

假设检验 66

简单相关 77

降钙素原 103

交互式语音应答系统 146

结局 19，25

结局报告偏倚 85

截距 76

截尾 79

金标准 100

经络 141

经皮冠状动脉介入治疗 26

决策 16

决策树 17

绝对获益增加 74

绝对危险度减少 62，68，72

绝对危险度增加 62，74

均数 66

均数差 82

K

抗环瓜氨酸肽抗体 103

可靠性 21

可溶性 CD14 亚型 103

可信区间 67

空腹血糖受损 90

L

滥用 143

类风湿关节炎 103

类风湿因子 103

离散型变量 65

离体实验 143

利弊比 57，97

连续型变量 65

疗效评价摘要数据库 35

临床决策 5

临床决策分析 17

临床决策支持 34

临床流行病学 3

临床路径 145

临床实践指南 22，61，145

临床试验透明化 53

临床试验注册 53

临床研究 140

临床证据 9

临床指南 21

灵敏度 62，101

流行病学 3